主编◎ 张红星

神奇的针灸

文化长河

中国科学技术出版社
·北 京·

图书在版编目（CIP）数据

神奇的针灸：文化长河 / 张红星主编 .-- 北京：中国科学技术出版社，
2024.11.-- ISBN978-7-5236-1128-9

I.R245-092

中国国家版本馆 CIP 数据核字第 20242Z4U59 号

策划编辑　王久红　焦健姿
责任编辑　王久红
文字编辑　王　聪
装帧设计　华图文轩
责任印制　徐　飞

出　　版	中国科学技术出版社
发　　行	中国科学技术出版社有限公司
地　　址	北京市海淀区中关村南大街 16 号
邮　　编	100081
发行电话	010-62173865
传　　真	010-62179148
网　　址	http://www.cspbooks.com.cn

开　　本	889mm×1194mm　1/32
字　　数	112 千字
印　　张	5.25
版　　次	2024 年 11 月第 1 版
印　　次	2024 年 11 月第 1 次印刷
印　　刷	北京盛通印刷股份有限公司
书　　号	ISBN 978-7-5236-1128-9 / R·3369
定　　价	38.00 元

编著者名单

主　　编　张红星　江汉大学
副 主 编　潘小丽　湖北中医药大学
编　　者　（以姓氏汉语拼音为序）
　　　　　蔡宛儒　武汉市第一医院
　　　　　金舒文　杭州市中医院
　　　　　王　丹　重庆中医药学院
　　　　　曾琼娟　江汉大学
　　　　　周　丽　江汉大学

整体设计　李孟洁
封面设计　李孟洁
红星博士 IP 形象设计　侯朴青　赵　仪
插图设计　樊宇彤　辛丹婷
版式设计　何　杰　滕娇娇

内容提要

　　中医药是中华民族的瑰宝，而针灸这一古老而又神秘的中医疗法，宛如一颗璀璨明珠。2010年，"中医针灸"被列入"人类非物质文化遗产代表作名录"，成为世界医学史和人类文明史上独一无二的存在。本书是一部揭秘针灸前世今生的科普佳作，汇聚了"故事篇"之古今趣谈、"疗效篇"之针灸奇效、"简史篇"之源流概览、"发展篇"之现状纵横、"解惑篇"之日常释疑及"名医篇"之大师风采等内容，辅以精美插图，深入浅出地展现了针灸的深邃与实用。本书不仅是针灸知识的普及桥梁，更是中医智慧与传统文化传承的使者，适合中医爱好者、医务工作者、教育工作者、学生及针灸文化探寻者，以期让人们真正认识针灸、爱上针灸、认同针灸。

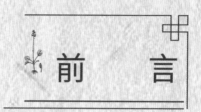

前　言

　　针灸起源于中国，不仅蕴含了深厚的中医哲学思维和几千年长期的医疗实践经验，并在 196 个国家和地区得到广泛应用。纵观针灸发展历程，无论是从最原始的砭石、九针到现今的一次性无菌针灸针的使用，还是从针灸铜人、针刺麻醉到美国"针灸热"的传奇，抑或搭上科技的快车，衍生出针灸机器人、推拿机器人等智能产品，这些事件无不彰显了针灸的独特魅力。

　　然而，我们清楚地看到，目前大众对针灸疗法本身及其在疾病治疗、养生保健等方面存在诸多未知，有关针灸的科普宣传也略显滞后。为了进一步推进针灸知识和文化的普及，造福人类健康，我们特别编写了这部《神奇的针灸：文化长河》，旨在以简洁明了的语言、科学严谨的案例、生动有趣的插图，讲述有关针灸的古今中外故事。本书融科学性与趣味性于一体，可引领读者漫步穿梭于针灸的悠久历史与现代应用，非常适合不同知识背景和不同年龄段的中医爱好者、家庭保健人士、针灸学习者及专业医护人员了解与学习，让读者深刻感受针灸魅力，轻松掌握针灸精髓与实用技巧。

　　在各位编者的通力合作下，经过专家反复多次的审校，以及与设计团队的不断磨合沟通，本书终于与广大读者见面了。在此，要感谢慷慨提供宝贵资料、案例与研究成果的专家与学者，感谢江汉大学设计学院团队的匠心设计，感谢中国科学技术出版社的大力支持，正是你们的鼓励与支持，让我们不断前行，精益求精。

后续我们还将推出"神奇的针灸"系列丛书之《神奇的针灸：家庭保健》《神奇的针灸：治病救急》《神奇的针灸：穴位推拿》，愿该系列丛书能够成为连接传统与现代、医学与科技的桥梁，让针灸这一宝贵的文化遗产惠及更广泛的人群。愿每一位翻阅本书的朋友，都能感受到针灸的魅力，收获健康与智慧的双重滋养，让针灸之光继续照亮人类追求健康与幸福的道路。

2024 年 6 月

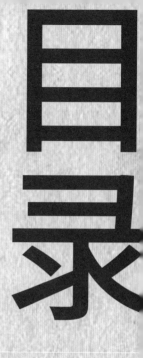

001
[故事篇] 古今趣谈

027

疗效篇 针灸奇效

067

简史篇 源流概览

077

发展篇 现状纵横

105

[解惑篇] 日常释疑

131

名医篇 大师风采

故事篇

古今趣谈

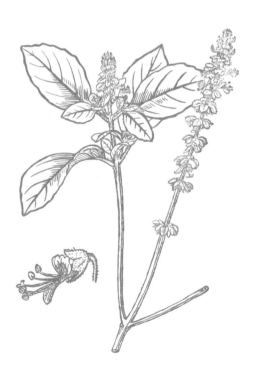

1. 扁鹊治虢太子尸厥案

红星博士科普

扁鹊，姬姓，秦氏，名缓，字越人，又号卢医，春秋战国时期名医，尤精于望诊和脉诊，有《扁鹊内经》《扁鹊外经》等著作。

扁鹊（公元前407年—公元前310年）是春秋战国时期著名医学家。"扁鹊"的原意为翩翩飞翔的喜鹊，由于他的医术高超，扶危救困，人们借用《禽经》中"灵鹊兆喜"的说法，称他为神医"扁鹊"，意为他如同通灵的喜鹊般为人们带来幸福与安康。

某日，扁鹊一行途经虢国，正巧赶上当地百姓在举行祈福消灾的仪式，打听后得知，原来是太子已经昏死半日了。扁鹊来到虢国宫门前，想进宫探明真相，却遭到了侍臣中庶子的阻挠和刁难，不免长叹一声，说道："我周游四方行医，治疗过许多类似的病人，太子所患之症名为'尸厥'。这是由于体内的阴气不能向外发散，外部的阳气不能向里回归，气血不能循环，表里不能沟通，上下不能升降。如果你不相信，可以到宫内摸一摸太子的大腿，应当是温暖的；仔细听一听太子的鼻息，或者用一根毛发测试一下，他应当还有微弱的气息。如果真是我说的这样，太子就有生还的可能！"扁鹊的一番话点明了太子的病机，中庶子听后，匆忙进宫，按照扁鹊所说的方法在太子身上一试，结果正如他所言，太子还有气息。中庶子急忙向虢君汇报这一情况，虢君听后顾不得君臣礼仪，站起身来就往外跑，直奔扁鹊所在之处，见到扁鹊后慌忙施礼："先生莅临小国，寡人甚幸！"言语未了，虢君已泣不成声，请求扁鹊医治太子。

扁鹊立刻进宫救治，经过简单诊察，扁鹊一边施针，一边指示弟子准备艾灸、调配饮片。经过一番抢救，太子转危为安，虢君破涕为笑，大声对太子说："快向扁鹊先生道谢，如果不是他和他的弟子们及时救治，你的性命就难保了，他真是你的救命恩人啊！"在扁鹊的精心治疗下，半个月后太子的身体逐渐康复。

虢太子经过这一"假死"后，决定拜扁鹊为师，学习他悬壶济世的医术。扁鹊被太子的真诚所打动，破例收下了这位"贵族弟子"。

2. 华佗治曹操头风顽疾

红星博士科普

华佗发明了健身体操"五禽戏"，"一曰虎，二曰鹿，三曰熊，四曰猿，五曰鸟"，模仿五种动物的运动，"引挽腰体，动诸关节，以求难老"。华佗"年且百岁而犹有壮容"，他的学生吴普也是五禽戏爱好者，"年九十余，耳目聪明，齿牙完坚"，都是当年的长寿老人。

华佗（约公元145年—208年）是东汉末年著名的医学家，和曹操是同乡。当时曹操长期遭受头风症的折磨，寻遍天下良医却始终未能治愈，每每头风病发作感到头痛欲裂，捶头顿足，痛苦之状，无法言表。他听闻华佗医术精湛，便请华佗前来诊治，华佗扎了几针后，头痛的症状就消失了。曹操执意把华佗留下并任命他为随行医官，便于随时为他治病。虽然华佗乐于助人，热心于为百姓治病，但他却不愿一直待在曹操身边，只为他一个人管药箱。有一次，他借口要回家探亲，顺便取药，曹操并未怀疑，便准许了华佗的请求。华佗回到家后，托人向曹操提交了一封信函，告知其妻子病情严重，暂时无法返回许都。曹操一再催促，华佗仍拖延着不动身。

曹操对华佗的行径感到异常恼怒，派人到华佗家里进行调查，随后下令将华佗逮捕，并带到曹操面前为他医治。华佗仔细诊查之后，认为曹操头风的病根在头颅之内，只饮汤药是无法根治的。他对曹操说："您的病在短期内很难完全康复，若想痊愈，必须先饮'麻沸散'，麻痹脑部，用利斧砍开脑壳，取出'风涎'，然后再将头颅缝合，如此才能去除病根。"生性多疑的曹操怀疑华佗是想趁机杀他，于是下令将其处决。自此，世间失去了一位名医，曹操终其一生都饱受头风之苦。

3. 皇甫谧针灸自治耳聋

红星博士科普

皇甫谧，字士安，幼名静，自号玄晏先生，安定朝那人，西晋医学家。皇甫谧传世之作为《针灸甲乙经》，是中国第一部针灸学专著，享有非常高的历史地位，被誉为"针灸鼻祖"。

皇甫谧（公元215年—282年）生于东汉末年，皇甫谧并非天生聪明好学之人，他青年时期也曾整日游手好闲。二十岁那年，叔母看着嬉皮笑脸、不务学业的皇甫谧异常生气，便将他赶出家门。皇甫谧知道叔母是出于对他的期望，恨铁不成钢。为了"回报"，他弄来一包瓜果送给叔母,试图平息她的怒火。谁知叔母更加气愤,把瓜果狠狠地摔在地上,斥责道:"你已近及冠之年,为何仍如此不明事理?我要的不是瓜,是期望你能自强自立。"她边说边忍不住泪流满面。那一刻,皇甫谧震惊了,仿佛看到天上的亲生母亲伤心叹息。于是,他郑重地向叔母承诺,从今以后他会虚心求学!

年逾二十的皇甫谧在叔母的鼓励下,突然觉醒,对医学产生了浓厚的兴趣,他忙碌时翻阅医书,闲暇时治病救人。他一发不可收拾地喜欢上了针灸,并沉迷其中。皇甫谧40多岁时,身患风痹病,导致左脚不能动、耳聋失听,痛苦不堪。然而,正是这些苦难与疾病,促使皇甫谧刻苦专研针灸,通过自身体会摸清了人体的脉络与穴位,成功用针灸治好了自己的耳聋。在此过程中,结合《灵枢》《素问》和《明堂孔穴针灸治要》等典籍,最终完成了我国第一部针灸学著作《针灸甲乙经》,为我国针灸医学的发展作出了重要贡献,对后世产生了深远的影响。因此,他被誉为"针灸鼻祖"。

4. 孙思邈一针救两命

红星博士科普

孙思邈,唐代医药学家、道士,被后人尊称为"药王"。隋开皇元年(581年),孙思邈隐居陕西,他十分重视民间的医疗经验,不断积累走访并记录,终于完成了《千金要方》。唐高宗显庆四年(659年),孙思邈参编完成了《唐新本草》,是世界上第一部国家药典。

孙思邈（公元 541 年—682 年），京兆华原人，唐代医药学家、道士。神医孙真人孙思邈虽然声名远扬，却少有人识得他的真面目。一次，孙思邈在外出诊，忽然发现路上有点点血迹，心想前面一定有人受了伤，就沿着血迹觅去。不久，他看见几个人正抬着一口白木棺材，棺材的缝隙仍有血滴渗出。后面紧跟着的老妇人仰面捶胸，撕心大哭，悲痛欲绝。孙思邈忙对老妇人道，"老妇人不要难过，棺内人尚有救"。老妇人听后，边擦眼泪边说，"老者有所不知，小女难产，死去已有两天，现在救恐怕也晚了"。孙思邈见老妇人不信自己，又道："我是孙思邈，请您相信我的话！"。老妇人又惊又喜，擦干泪眼："您真的是孙真人？"见孙思邈微笑点头，她赶忙大声喊道："快停，快停！"抬棺的人以为老人悲伤过度，变糊涂了。按照当地民俗，出殡时棺椁是不能落地的，于是他们生气地说道："半路上哪能停棺啊！""停！停！我姑娘有救啦！孙真人来了！"听说孙真人来了，抬棺的人这才将棺木缓缓放下。不过还是有人怀疑："医生能治活人病，但从没听说过能把死人治活的。"孙思邈对这些议论好似未听到一般，他取出银针，对棺椁里的妇人施针治疗。不一会儿，棺内就响起了婴儿的啼哭声，紧接着是产妇的呻吟声，一旁的众人心上的石头终于落了地。在众人的连声赞叹中，老妇人连连向孙思邈叩头，感谢他一针救下两条生命的大恩大德。而孙思邈能"起死回生"的传奇故事也就此传开，直到一千多年后的今天。

孙思邈对针灸学也有创见，他提出了"阿是穴"之说，这种"以痛取穴"的方法一直沿用至今。

5. 狄仁杰银针去幼童巨大肉瘤

红星博士科普

"狄公针瘤"故事出自唐代薛用弱的《集异记》，唐代名臣狄仁杰不仅以善于断案、不畏权势、举荐贤良著称，而且还熟习医药，精于针术。他不图名利、扶危救难的高尚品德跃然纸上，发人深思。

小儿时代的狄仁杰就异常聪慧，成人后为官也威望甚高。他政务之暇，又喜好方书医药，时人称誉他"金针在手，无枉死之人"。

高宗显庆年间，狄仁杰任并州参军，奉朝廷之命入京。这一天，他正在赶路，忽见路边立着一块巨大的木牌，上面用标准的汉隶体刻着"能疗此儿，酬绢千匹"八个大字。牌下卧着一个十来岁的男孩，面目不清，一动不动。立牌的人是个富贵商人，晚年才得一子，视若珍宝。谁知孩子在四五岁时，鼻子上长出了一个肉瘤，请了很多大夫医治，不但不见效果，肉瘤反而逐渐长大，遮住了半个脸，最后导致孩子连头都抬不起来了。肉瘤不可触及，略一触动就痛彻心扉。一家人为之操碎了心，请医问卜，方药杂进，求神拜佛，许愿烧香，数年来始终未见好转。后来，他们想了这个主意，此地是通往京城的大道，在路口立下此牌，以访求名医。几个月来，且不说过往行人，就是那些游方术士，也不知见了多少。他们中有的说，"这是奇症，天下少有"；有的说，"这是绝症，古今无治"。当然，也有不少医者跃跃欲试，但终因力不从心而作罢。

狄仁杰仔细观察这个孩子后，取出随身携带的金针，在患儿的脑后施针，他手法娴熟，不停地捻转提插，用针流畅自如，毫无滞涩之感。在人们聚精会神的一刹那间，狄仁杰右手如闪电般迅速将针拔去，那个大瘤子便随左手落下。见瘤子落下，人们赶快跑过去，将小儿扶起，发现他安然无恙，宛如常人，面上连一点痕迹也没有留下。众人惊叹不已，说狄仁杰不是神仙下界，就是活佛临尘，世人哪有这等本事。有些人早已惊得目瞪口呆，甚至跪在地上，顶礼膜拜。

商人见儿子得救，跪在狄仁杰的面前，千恩万谢，感激涕零，且泣且拜，他献上千匹绢布，恳求狄仁杰收下这份薄礼。狄仁杰笑着拒绝了，说道："我只是过路之人，偶然及此，并非为财帛而来，亦非专门卖技者，厚礼实不敢受。"说罢，便头也不回地上马继续赶路了。众人为之绝技所震撼，更为之高尚医德所折服，无不以神医奉之。孩子的父母目送着狄仁杰渐行渐远的身影，久久不肯离去。

6. 王惟一妙手银针速愈牙痛

红星博士科普

王惟一，名王惟德。公元 987 年—1067 年（北宋太宗雍熙四年至英宗治平四年）人。著有《铜人腧穴针灸图经》一书，奉旨铸造针灸铜人两具，是宋代杰出的针灸学家和医学教育家，为中国医学的发展做出了不可磨灭的贡献。

王惟一是北宋著名的针灸学家，名扬天下，尤其是他创制的铜人像，是最直观的针灸教具，更是传世之宝。

某年，王惟一来到京城汴梁行医，走进一家酒楼坐下，邻桌三个衣着华贵的客人的谈话引起了他的注意。其中一个人说："唉，皇上的牙疼病为何如此难治？"另一人说："哎！这次咱们太医署可是大失脸面呀！"；"唉，失脸面事小，要是再治不好，皇上怪罪下来，咱们可都吃罪不起！"

原来，当今皇上得了牙疼病。俗话说，"牙疼不算病，疼起来真要命。"太医署的一班太医忙上忙下，但偏偏就治不了这牙疼病，被皇上狠狠地训斥了一番。今日这三位太医轮休，心情郁闷，为此结伴来喝闷酒。其中一位太医突然感到肚子疼痛难忍，手按着肚子呻吟起来。另两位太医和店小二见状，慌了手脚，急忙上前搀扶，却束手无策，只能干着急。王惟一见了，赶紧走上前去说："这位客官的病，草民能医。"两位太医地打量着这江湖游医打扮的王惟一，半信半疑地问："你真能治？"。王惟一点点头，随即掏出银针，掀起病人的衣服，准确地找到穴位，一针下去，病人就停止了痛苦的叫喊。王惟一轻轻捻动银针，病人很快就恢复正常了。

三位太医十分佩服王惟一的针灸术，忙把他请过席来，询问其姓名来历。三位太医商量后，决定推荐这位擅长使用银针的民医去为皇上治牙疼病。王惟一随太医们来到皇宫，妙施神手，一针下去，皇上的牙疼病就好了。皇上大喜，当即封王惟一为太医署太医。同时，皇上见王惟一以银针治病，又便捷又省力，又有神效，于是下令太医署广招学生，并让王惟一传授针灸知识，大力推广针灸术。

王惟一深知学习和教授针灸知识的艰难，一直在思考如何能让学生尽快掌握针灸技术。这天，他来到大相国寺，瞻仰佛像，望着佛像那逼真的耳轮和手指，他灵机一动，如果能造一具立体人像，在人像上面标注穴位位置和名称，教学起来不就更加直观、方便了吗？

王惟一回到太医署，日夜思索，很快就画出了设计图，并奏报了皇上。皇上自然支持，并立即下诏太医署加快制造。在王惟一的亲自监督下，天圣五年十月，成功制出了两具立体针灸铜人。铜人中间空，高五尺三寸，男性模型，结构精确，神态逼真。铜人身上钻有三百六十五个小孔，每个小孔代表一个穴位，穴位按一定走向分布，就是十二经络。不但穴位位置准确，而且每个小孔旁边刻着穴位名称。铜人体内装配的脏腑、脉络也刻得十分清晰。脏腑可分可合，彼此连贯，与身体表面相对应，以此作为教学和考核学生医术的教具。教学时，铜人遍身涂满黄蜡，遮住穴位和名称，然后在铜人内灌上清水。老师指定个穴位，学生如果扎对了，水就会从针孔里渗出来，大大方便了教学。

两具铜人像制成后，一具留在太医署，作为教具；一具安置于相国寺仁济殿里，供人观摩。可惜的是，随着朝代更替，两具铜人流离失所，最终不知所踪。

2017年，习近平主席访问世界卫生组织，赠送了一具针灸铜人雕塑，描述其为用于医学实践的第一个教学模型复制品。

7. 朱丹溪耳针治眼病

红星博士科普

朱丹溪（公元 1281 年—1358 年），名震亨，字彦修，元代著名医学家。倡导"阳常有余，阴常不足"说，创阴虚相火病机学说，善用滋阴降火的方药，为"滋阴派"（又称"丹溪学派"）的创始人，与刘完素、张从正、李东垣并列为"金元四大家"，在中国医学史上占有重要地位。

名医朱丹溪行医路过浙江义乌，听说当地有一位叫阿喜的姑娘得了重病，就到阿喜家上门行医。原来阿喜曾患麻疹，眼睛染疾，导致双目失明，尝试多方医治却始终未好，突然失明给她的精神带来了沉重打击，使她痛苦不堪，几乎丧失了生活下去的信心。朱丹溪仔细了解阿喜失明的经过后，从药箱中拿出亮闪闪的银针，安抚阿喜的情绪，让她不必害怕。朱丹溪在阿喜左侧耳垂正中刺了一针，姑娘的左眼顿时亮了！随后，朱丹溪又在她的右耳垂扎了一针，奇迹再次发生，姑娘的右眼也恢复了光明！阿喜激动地望着眼前这位风尘仆仆的老医生，她流出了喜悦的眼泪，拜谢朱丹溪老医生重赐光明之恩。

为了永远铭记朱丹溪的恩情，阿喜姑娘特地请工匠精制了一副金耳环戴上。当她戴上耳环后，她发现自己看东西越来越清晰了。这个消息传出去后，许多妇女、姑娘都相继效仿，佩戴那些金光闪闪、小巧玲珑的耳环，显得姑娘们婀娜动人，倍加俊俏。从此，姑娘们佩戴耳环的习俗便流传至今。

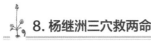

8. 杨继洲三穴救两命

红星博士科普

杨继洲（公元1522年—1620年），原名济时，字继洲。杨继洲是明代一位针灸学之集大成者，他总结了明末以前针灸学的重要成果，是继《针灸甲乙经》以后，对针灸学的又一次重要总结。《针灸大成》的问世，标志着中国古代针灸学已经发展到了相当成熟的地步。

明代嘉靖年间，在浙江衢县一带有一位家学渊博的针灸学家，名叫杨继洲，他博采众医家的经验，结合自己几十年的临床心得，特地将他的家传秘录著书立论写成了名流千古的《胜玉歌》。

一夜，杨继洲正坐在灯下整理白天的病案，忽然听到院内传来一阵急促的脚步声，凭借多年行医的经验，他马上明白一定是又有病情严重紧急的患者。只听来人急声说道："本村一妇人，怀胎十月，自今日晨起腰腹阵阵酸痛。现已全身疲惫，但胎儿仍不能娩出，一家人急坏了，不得已只好来请杨大夫……"杨继洲听罢，知道情况危急，不顾天黑寒冷，跟随来人快步来到病人家。只见产妇面色苍白，出血量多而淡，体弱神疲，呼吸微弱，口中低低呻吟，脉滑而弱。诊察后继洲眉头微皱。周围人见状便以为凶多吉少，只好恳求道："大夫，如不能两全，就请先救大人一命吧。"顿时，哭声四起。

杨继洲拿出针具，取三阴交、合谷两穴刺入，施之补泻手法，留针20分钟，出针后约10分钟，只听"哇！"的一声，一名男婴顺利娩出。见状，周围的人们终于松了一口气，看到大人和孩子都平安无事，他们更是万分欣喜。

9. "太乙神针" 韩贻丰疗重疾

韩贻丰，字苣斋，浙江慈溪人，为康熙四十二年（1703年）进士。工诗文，善书法，旁通医学，于康熙五十六年撰成《太乙神针心法》二卷，从而推广了太乙神针之传播。

韩贻丰是清初针灸医家，尤擅长"雷火针"治病，并对之加以改进，名"太乙神针"，所治多效，乃有医名。他曾经为当时的司空徐元正治病，那时徐元正的症状很重，满面浮肿，口角流涎不止，说不出话，双腿沉重得不能迈步。韩贻丰为之诊脉后说："你这种病需用针灸治疗。"于是，就让徐元正的家人拿来蜡烛，举手欲在其顶门上用针治疗，徐元正及其家人连忙举手阻止，说："这里怎么可以用来针灸呢？一定会很痛苦吧！"韩贻丰坚持再三，但是徐元正和其家人终究没有同意他的意见，韩贻丰遗憾地离开了徐家。过了不久，徐元正和他的家人从其他途径得知韩贻丰确实医术精湛，针术通神，就又一次去邀请韩贻丰来为自己治疗。韩贻丰在徐元正的百会、神庭、环跳、风市、三里、涌泉等穴位针了二十一针。完全出乎徐元正的意料，针刺完后，不但没有痛苦感，而且他还感到身体有一种说不出的舒服感，连声赞叹。周身的疾病，好像一下子都突然消失了。

10. 尼克松总统访华惊叹针刺镇痛

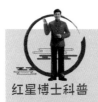

并不是所有患者都适合针刺麻醉，一般在针刺麻醉手术前会对患者进行针刺术前评估，主要评估方法包括皮肤感觉—知觉阈测定、自主神经系统功能状态测定、针刺前后体液中生物活性物质的变化等。临床较为常用的是采用手术区域皮肤痛觉在针刺前后的差异来对适宜针刺麻醉的手术患者进行筛选。

　　四十多年前，美国突然出现"针灸热"，而且连续数年热潮不止，直到中美建交前才逐渐平息。探究其发生的原因，得追溯至一篇新闻报道。1971年7月26日，《纽约时报》在显著的位置报道了阿波罗15号宇宙飞船将于当天发射的消息，还在头版的边缘处发表了一篇题为《现在，让我告诉你们我在北京的手术》的文章。文章的主要内容发表在第六版，并配有一张记者在北京朝阳区一家医院参观针灸治疗的大幅照片。当时正值尼克松政府准备打开同中国交往的大门，美国民众对这个关闭了二十余年的东方大国充满好奇，任何来自那里的"内部消息"都备受关注。就这样，一篇看似是美国记者从北京向《纽约时报》读者"报平安"的文章，却神奇地引发了一系列关于针灸的"美丽传说"。文章的作者赖斯顿是《纽约时报》的知名专栏作家和记者，是首位应中国政府邀请访华的美国记者。在访问期间，赖斯顿因突发腹痛住进了北京协和医院，被诊断为急性阑尾炎，当晚就进行了常规药物麻醉下的阑尾切除术。术后第二天，他又因腹胀不适，接受了针刺和艾灸治疗，症状得到了缓解。在赖斯顿住院期间，《纽约时报》于 7 月 26 日发表了他这篇著名的纪实报道，详细记录了他接受针灸治疗的经过。此文被公认为美国"针灸热"的导火索，引发了意想不到的美国"针灸热"，标志着现代中国针灸正式传入美国。

虽然，赖斯顿在《纽约时报》发表的报道点燃了美国对针灸的兴趣，但真正对针灸在美国传播起到关键作用的是中国针刺麻醉的成功。首先，赖斯顿夫妇访华期间在上海参观了针刺麻醉手术，这一经历在他夫人莎莉 1972 年为在纽约出版的《大众针灸指南》所写的序言中得到证实。继赖斯顿之后，又有两位美国科学家和四位知名度很高的医生访华，并亲眼目睹了针刺麻醉手术，1972 年尼克松访华团也观看了针刺麻醉开胸手术的过程。该书还公开了尼克松访华时，进行针刺麻醉的主刀医师辛育龄教授的回忆录，以及尼克松随行私人医生对针刺麻醉的多篇评论短文，这些文章对针刺的部位和过程描述得十分详细，仿佛可以重现当时针刺麻醉的整个过程。在 70 年代，美国总统和一些高层亲眼见证了针刺麻醉下成功完成的外科手术，并被其效果感到震撼和征服。1972 年 4 月在美国芝加哥威斯医院，美国医师亲自实施了针刺麻醉下切除扁桃体的手术，这是美国第一次针刺麻醉试验手术，这在美国社会引起了巨大的轰动。

针刺麻醉的成功激发了美国人对中医针灸和中国文化的浓厚兴趣，为中美友好建交起到了积极的推进作用，也极大地改变了美国医学界对针灸的态度和看法，人们不再认为针灸疗法是一种骗术，开始采用针灸疗法的患者络绎不绝，针灸师备受欢迎。1973 年 4 月 20 日，美国首个"中医法"在内华达州问世。法案从在州立法院正式提出到州长签字生效，仅耗时 5 周，堪称神速。《时代》杂志在三天后报道了内华达州通过的这一法案，承认中国医学为"专科职业"，州立法委员会几乎全票通过了将针灸、中草药及其他中医疗法合法化。法案要求成立独立的州中医管理委员会，允许没有医生执照的专业人士申请针灸、中草药和中医执照，从而合法行医。随后，美国其他州也效仿内华达州，将中医或针灸分出来单独立法管理。比如，加利福尼亚州于1975年7月通过了针灸职业合法化提案，规定7名中医管委会委员中要有5名是中医，西医不能超过2人。纽约的第一个针灸法案也于1975年8月9日通过，并于1976年4月1日发出第一批针灸师执照。如今，在美国50个州中，已经有44个州颁布了独立的针灸法，有超过两万多名执业针灸师，全美拥有近百所针灸学校，其中50多所学校的毕业生可以申请各州的针灸执照。这一系列数据向世人展示了针灸在美国的良好发展态势。

11. 非洲大学校长点赞神奇温针灸

红星博士科普

温针灸治疗的优势疾病有哪些？
温针灸治疗在治疗运动系统疾病有主要优势，包括膝骨关节炎、肩周炎、颈椎病等；其次为泌尿生殖系统疾病，包括痛经、尿潴留、慢性盆腔炎等。这些疾病治疗中以膝骨性关节炎和痛经最为见长。辨证治疗时，虚寒证使用最多，其次为寒湿证。

在佛山中医院针灸门诊的治疗室里，缭绕的轻烟中，飘荡着一股淡淡的、艾叶的清香。一位来自遥远非洲的患者正一边接受艾灸治疗，一边与针灸医生愉快地交谈。这位患者名叫 Massingue，是到佛山市作访问交流的莫桑比克某大学副校长。Massingue 今年 40 多岁，身材高大，平时十分爱好体育活动，每天都坚持运动健身，身体一向结结实实的。可是，由于 Massingue 教授长期自驾小车代步，再加上非洲天气非常炎热，小车内的空调经常是开足了马力工作，他的双膝在强劲冷气 10 多年如一日的吹拂下，开始感觉酸痛不适，屈伸不利。这对酷爱运动的他来说无疑是难以接受的。

Massingue 教授也曾接受过不少西医疗法，但都未能解决这个问题，因而，他寄希望于此次中国之行。原来，中医中药在非洲大陆有着良好的声誉，在中国援非医生不遗余力的传播下，不少非洲人了解了中医、中药与针灸，并且屡受其益，大部分非洲人民都信奉中医中药。Massingue 教授对中国的传统文化十分欣赏，他在国内的私人保健医生就是一名中医师。这次，Massingue 教授不远万里来到中医中药的故乡——中国，当然不愿放弃亲身体验中医中药文化神奇魅力的机会！在访问佛山期间，当他打听佛山是否有疗效确切的中医机构能有效缓解他的膝关节疼痛时，他的翻译和佛山一所养生保健堂按摩师都异口同声地向他推荐了久负盛名的佛山中医院。在翻译的陪同下，他满怀信心地来到佛山中医院针灸科求治。

只见针灸科的老锦雄副主任医师在 Massingue 教授的双腿取穴针刺后，把艾叶捻搓成卷，将其点燃后倒置于针柄之上。老主任对 Massingue 教授解释说，艾叶具有温经逐痹的功效，针灸时在针尾将艾叶点燃加热熏熨，使针与艾叶共同起效，通过其温热效应及药物对经络的作用以达到温经通络、祛散寒邪、行气活血的目的，对他这种气滞血瘀、风寒湿痹引起的膝关节痛，有较好的治疗作用。老锦雄主任曾学习过两年法语，在治疗过程中，他与 Massingue 教授用简单的法语和英语交流，向他介绍中医的养生保健知识，气氛十分融洽。

12."中医御医"护航两任巴西总统

针灸取穴多少与疗效的关系

在临床上，经常会有患者存在这样的疑问：针刺穴位少，能起到治疗效果吗？临床操作中，医生往往根据不同的病证特点和患者一般情况决定选穴多少。一般而言，临床上对慢性、复杂性及全身性疾病等，取穴较多，如中风、癫狂等；而对急性、局部病证及较简单的疾病等，取穴较少，如肱骨外上髁炎、胃脘痛等。此外，取穴的多少还要结合患者的年龄、性别、胖瘦、取穴部位、耐受程度等情况综合考虑。往往初次针灸、体质虚弱的患者取穴宜少，长期针灸、体质较强壮的患者可多取穴。

讲到起巴西总统卢拉与中医的缘分，得先从一位华侨医生顾杭沪谈起。顾杭沪医生出生于中医世家，在巴西利亚开办中医诊所六年，在巴西总统卢拉就职演讲时发现他的动作略显吃力，便断定总统患有肩周炎。顾杭沪当即就向周围的家人朋友表示："给我机会，我就能治好总统的病！"没想到几天之后，顾杭沪的病人中有一位与卢拉同属劳工党的议员，便向卢拉推荐了顾杭沪。

抱着试试看的心态，卢拉派人请来了顾杭沪，两人之间的缘分由此展开。顾杭沪了解到，工人出身的卢拉由于年轻时从事繁重的体力劳动，进入中年后就得了肩周炎，20多年一直深受折磨。于是顾杭沪采用针灸治疗，经过第一次治疗之后，卢拉立刻感觉症状减轻了许多，当天晚上就可以轻松入睡了。于是，卢拉立刻让人再次约请这位"神奇的中国医生"来给他扎针。经过一段时间治疗，卢拉的病情明显减轻，最后在顾杭沪的精心治疗下，卢拉的肩周炎得以康复，他们也因此成了好朋友。

顾杭沪治愈卢拉几十年顽疾的消息传遍了全巴西，在巴西迅速掀起了一股中医热，就连卢拉率团到中国访问，也不忘带上顾杭沪这位"中医御医"随行，对中医的信任由此可见一斑。

2011年，巴西历史上的第一位民选女总统罗塞夫就任，可她患上淋巴癌的消息令人忧心忡忡。已经卸任的卢拉得知这个消息后，把顾杭沪推荐给了罗塞夫，并建议她采用中西医结合治疗的方法。两年来，顾杭沪坚持每周给罗塞夫做一次保健治疗，后来这位女总统成功打败了淋巴癌，身体状况恢复的十分不错。

13. 英国皇室青睐神奇针灸

红星博士科普

针灸治疗是如何发挥作用的
从中医角度来说，疏通经络、调节阴阳、扶正祛邪是针灸治疗的主要作用。三者是相互关联、密不可分的。

疏通经络是针灸治疗最直接和主要的作用。针灸可直接刺激腧穴，调节经气，使经络通畅，气血运行正常。此外，针灸治疗还可调和阴阳。这是由于经络腧穴具有阴阳属性，不同针灸手法也具有不同的补泻特性。针灸治疗还可扶正祛邪。通过选取适宜的腧穴达到补虚泻实的目的，也是实现扶正祛邪的主要手段。

　　说起英国皇室与针灸的渊源，就不得不提起受人爱戴的戴安娜王妃了。戴安娜王妃患有严重的失眠和厌食症，并有抑郁症的前期症状，主要表现为饮食失调和情绪失控。为此，她每周都要去中医诊所看病。无论是汤剂还是中成药，戴安娜都非常遵从医嘱，每日服药两次，从不间断。据消息称，梅万方负责为黛安娜王妃做针灸治疗改善失眠、抑郁等状态，开始每周 1 次，后来每月 1 次，当时英国各大新闻和报刊都登载了此消息。"连王妃都相信中医，其他人还有什么不相信的呢？"戴安娜王妃为治疗忧郁症选择了中医耳针疗法，左耳最多竟同时扎了四根针。一时间，中医耳针疗法成为了很多英国社交名流们竞相追捧的治病法宝。

　　不仅戴安娜王妃非常相信中医，查尔斯王子对于中医在英国的大力发展也起到了重要作用。从 1997 年美国国立卫生院主持召开针灸法听证会，到 1999 年在以色列耶路撒冷市召开第五届国际脑科学大会首次设立"针灸"专题报告会，至 2001 年由英国查尔斯王子发起在伦敦召开"整合医学"会议，这一过程可以看出，中医药、针灸等"替代医学"正日益受到西方世界的重视，正在逐渐走向与目前的西方主流医学相汇合，而形成统一的"整合医学"的潮流。

英国王室的受到查尔斯王子和戴安娜王妃的影响，也非常喜爱针灸治疗。据《星期日泰晤士报》报道，哈里夫妇为了在婚礼上表现出最佳状态，在婚礼前多次进行了针灸美容治疗，其中梅根王妃更是针灸的"迷妹"，因为针灸让她的皮肤看上去细腻光滑，婚礼当天看上去光彩照人。而为哈里夫妇施针的针灸师名为 Ross Barr，他的针灸美容疗法神奇的比肉毒杆菌还管用。据说 Barr 最擅长的是"五行针灸"，根据客户的身体和精神状况来定制疗法，连哈里王子长期以来的焦虑都能减轻，哈里还在针灸的协助下开始减少饮酒。至于梅根，《泰晤士报》表示她主要是看中了 Barr 的"抗皱针压面部治疗"，就为了婚礼当天能有最佳的肌肤状态。

从受万人瞩目的戴安娜王妃用针灸治疗抑郁症，到查尔斯的中医运动，再到哈里王子和梅根王妃的针灸调理美容治疗，全世界观众的目光再次聚焦到了我们的国粹——针灸，我们的中医瑰宝在国际上收获了越来越多的"跨洋粉丝"。

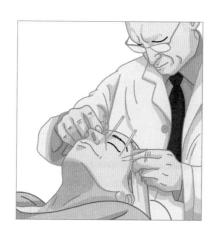

14. 针灸美容深受明星喜爱

红星博士科普

针灸美容优势突出，主要表现为三个方面：①安全，针灸除了针刺痛和出血，基本无不良反应；②自然，针灸美容凭借的是激发人体自我抗衰老能力，不会产生面部表情僵硬、局部凹凸不平等现象；③效佳，针灸美容的疗效具有整体性、稳定性和持久性，其产生的是一种由内而外的健康美。

数千年来，针灸作为一种价廉效优的治疗方式而为大众所熟知。随着众多一线明星开始使用针灸美容疗法，也使得针灸美容成为国内外美容的新趋势。很多好莱坞、体育界的明星，都是中医的铁粉。比如真人秀明星金·卡戴珊、好莱坞著名影星格温妮丝·帕特洛和詹妮弗·安妮斯顿、歌坛天后麦当娜等都是针灸美容的忠实拥趸。"我成为中医的超级粉丝很久了，因为它有效。"《钢铁侠》里扮演美女管家、凭借《莎翁情史》获得奥斯卡最佳女主角的格温妮丝·帕特洛自称是中医的超级粉丝。这些爱美的明星普遍相信，针灸能够提拉面部肌肤、改善气色和肤质、减少皱纹和各种斑。外媒将其称之为"美容针灸"（cosmetic acupuncture）。

为什么针灸可以美容？《黄帝内经·上古天真论》解释了女子衰老的原因和表现，女性面部衰老跟经脉气血的盛衰有着密切的关系，有些人由于过度劳累或其他原因，耗伤气血，或者引起气血运行不畅，导致面部提前出现衰老或产生色斑。中医学认为，在诸多的治疗方法中，针灸对经络的调节最为直接，因为针灸可以直接刺激人体的经络，改善气血循环，使皮肤得以濡养，瘀斑得以消散。而且针灸美容早在唐宋时期就已经开始在皇宫大院内使用了，现如今针灸美容在世界范围内广为流行。

15. 运动赛场上的"神秘东方力量"

红星博士科普

针灸的适应证有哪些？
长期的临床实践中，人们发现针灸对不同疾病的治疗效果存在差异。随着研究的深入，世界卫生组织分别于 1979 年和 1996 年正式公布了针灸治疗适应证的 43 种和 64 种，涉及内、外、儿、头面躯体、五官等多系统疾病。如急慢性结肠炎、便秘、支气管哮喘等内科疾病，手术后疼痛、胆绞痛、泌尿系统结石等外科疾病，牙痛、牙龈炎、鼻炎等五官科疾病，颈椎病、腰痛、肩周炎等躯体病证。

在 2016 年里约奥运会游泳赛场上，31 岁美国名将菲尔普斯成为当仁不让的焦点，他不仅夺得男子 200 米蝶泳、男子 200 米个人混合泳比赛冠军，并且带领美国队夺得男子 4×100 米、4×200 米自由泳接力赛和 4×100 米混合泳接力赛冠军。菲尔普斯在本届奥运会上获得了 5 金 1 银，赛后正式宣布退役，以 23 枚奥运金牌结束职业生涯。这个奥运历史上拿金牌数最多的人，自然成为了人们关注的焦点。在国内外各大媒体镜头下，发现菲尔普斯身上带着一个个神秘的"红印子"。多数老外根本不知这些圆圆的大红点是什么东西,在社交网络上,有人玩笑道是"菲鱼"睡在自己的金牌上硌出来的,还有人说这是"奇怪的文身"。对此,中国人看着十分亲切:这不就是我们传统拔罐留下的印子嘛!为此,国外社交网站推特还专门开辟了"拔火罐"的热门讨论。英国广播公司专门做了一期节目解释为什么运动员都"带着一身暗红色大圆印子"。

其实,菲尔普斯早就对拔火罐情有独钟。菲尔普斯的理疗师表示,"菲鱼"早在 2008 年奥运会时就爱上了火罐,最喜欢"加热罐内的空气"。并且他将自己接受拔火罐治疗的画面纳入其个人宣传片 *Rule yourself* 中,使得愈来愈多的人对这种神奇的"东方秘术"产生了浓厚的兴趣。菲尔普斯曾表示:"虽然我们是身体强壮的运动员,但我们的身体会因为长时间高强度训练、旧伤反复发作等原因出现疼痛,这(指拔火罐)是我用过的最好的东西,它帮我缓解了很多疼痛。"

同样的,美国体操运动员亚历克斯·纳道尔、白俄罗斯游泳运动员帕维尔·桑科维奇、美国女子游泳运动员娜塔莉·考芙琳、立陶宛女子游泳运动员茹塔·梅鲁塔耶特都使用了拔罐疗法来"缓解肌肉疼痛"。虽然美国一些专家经过大量的采样研究,并没能有效证明"拔罐"有利于提升运动成绩,但在缓解肌肉酸痛和一些老毛病等方面,用过的运动员都说好。据悉,拔罐在美国队队员们中十分流行,他们告诉媒体:"如果你哪里疼痛,可以拿一个罐子,让你的室友帮你拔罐,但其实有时候自己也可以做。"

据《每日邮报》报道,内马尔在联赛中被禁赛两场,为了更好地备战后面的复出赛事,内马尔用上了中医"黑科技"——

拔火罐。从他在社交媒体分享的照片中可以看出内马尔对拔罐的热爱，他的背上从颈部到腰部的膀胱经，足足拔了两排，一共十四个火罐。美国体操男队队长克里斯·布鲁克斯更是成为火罐的"忠实粉丝"。他曾表示："为了缓解身体伤痛，我们试过很多物理疗法和替代疗法，桑拿、按摩、瑜伽、水疗等，只要是对身体有恢复作用的疗法我们都会去尝试。要说拔罐，那真是太方便了，哪里酸痛就拔哪里，上手非常简单，治疗效果也十分好，而且它可以覆盖住任何你想覆盖的部位，是一种古老的自然疗法。"

中国的传统特色疗法"拔火罐"在国外越来越受到追捧。这让很多人好奇，游泳队员长期泡在水里，寒气重，更需要拔罐祛寒？其实，运动员大多都很年轻、身体素质都很好，所以体内基本上不会有大量寒气。不管是火罐、真空罐或是其他罐，其原理都是抽空空气，形成负压，从而来促进局部的血液循环，加快疼痛物质代谢，缓解疼痛。拔罐正是因为可以减少疼痛和肿胀、加快血液循坏、放松肌肉等诸多好处，已然成为越来越多体坛运动员们用来加快身体恢复的方式。

2020年东京奥运会，紫红色的拔罐印出现在了更多运动员的后背上；2022年北京冬奥会的赛场，冬奥村综合诊所中医科的针灸、推拿等特色疗法再次得到广泛认可；2023年杭州亚运会各场馆医疗保障点的中医服务总是"供不应求"……近年来，在职业体育领域，中医诊疗手段越来越受欢迎，针灸、拔罐、刮痧、推拿等传统诊疗方式逐渐走出国门，为职业运动员们提供帮助。

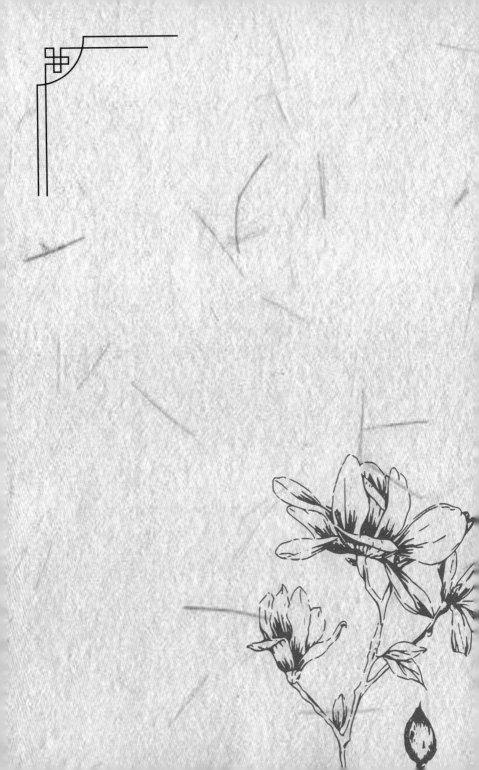

疗效篇

针灸奇效

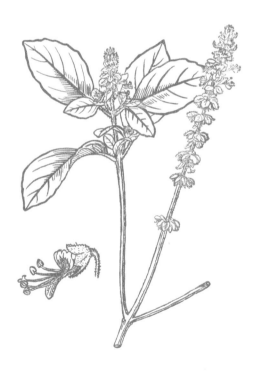

一、"小"针灸"多"办法

1. "针""灸"也不同

日常生活中，我们常将针法与灸法两大类操作方法统称为针灸。针法，又称为"刺法"，古称"砭刺"，是由砭石刺病发展而来，具体是指使用不同的针具或非针具（如王不留行籽），通过一定的手法或方式刺激机体的一定部位，以激发经络气血、调节脏腑功能，从而防治疾病的方法。针具包括毫针、电针、皮肤针、皮内针、三棱针等。

灸法，又称"艾灸"，古称"灸焫"，是指采用艾绒等烧灼、温熨体表以防治疾病的方法。艾灸包括艾炷灸、艾条灸、温灸器灸。艾炷灸分为直接灸和间接灸，艾条灸分为悬起灸和实按灸，其他灸法包括灯火灸、天灸。灸法因其具有温经散寒、扶阳固脱、消瘀散结、防病保健等作用，被广泛运用于临床。

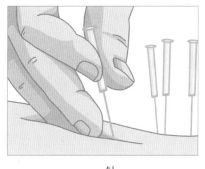

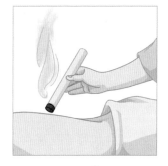

针 灸

2. 毫针针刺最常用

毫针刺法是指将毫针刺入腧穴皮下，通过一定的手法刺激腧穴，调整经气，达到防治疾病的目的，也是临床上最常见的针刺方法。

毫针刺法的关键在于得气。得气是指毫针刺入腧穴一定深度后，通过行针手法产生经气感应的效果。对于患者来说，得气时针刺部位有酸、麻、重、胀等反应，有时出现热、凉、痒、痛、抽搐、蚁行等感觉，或沿着经络的方向传导和扩散现象。对于医者来说，得气时刺手有沉紧、滞涩或针体颤动等反应。

得气后，医者再通过不同的行针手法，对腧穴进行补法、泻法或平补平泻的刺激，实现调畅经气、调整脏腑虚实等目的，最终达到治疗疾病的效果。毫针针刺是临床中运用最基本、最广泛的针刺方法，常见的电针和穴位埋线等方法，都是在毫针针刺的基础上发展演变而来的。

3. 小小银针能过"电"

电针是指先将毫针刺入腧穴，得气后，在毫针上通以不同频率、强度的微量电流以刺激穴位，可实现对穴位的持续刺激，进而治疗疾病的一种疗法。

电针代替了医者手动实施行针手法，临床上既能减少行针工作量，又能提高毫针针刺疗效。电针治疗操作简便且易于掌握，在临床上广泛应用。

电针可输出不同的波形，包括连续波、断续波和疏密波三种。其中密波频率较快，达 50～100 次 / 秒；疏波频率较慢，2～5 次 / 秒；疏波与密波交替者称为疏密波。不同波形具有不同的治疗特点，连续波镇痛、镇静效果较好，多用来治疗各种疼痛性疾病；断续波能提高肌肉兴奋性，多用来治疗痿证、瘫痪等病证；疏密波能促进气血运行，改善血液循环，消除组织水肿，加快组织代谢，多用于扭伤、关节炎、坐骨神经痛等病证。

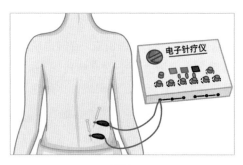

电针

4. 针与灸法的结合

温针灸是针与灸的结合，是指毫针刺入后，将艾绒搓团或小艾段捻裹于针柄上点燃，通过针体将热力传入穴位。一般来说，每次治疗燃烧艾团或艾段1～3团。温针灸首见于《伤寒论》，兴盛于明代。明朝杨继洲之《针灸大成》载："其法，针穴上，以香白芷作圆饼，套针上，以艾灸之，多以取效……此法行于山野贫贱之人，经络受风寒致病者，或有效。"

温针灸可同时综合针刺和艾灸的功效，温通经脉、行气活血。临床上主要运用于寒盛湿重、经络壅滞之证，如关节痹痛、肌肤不仁等。

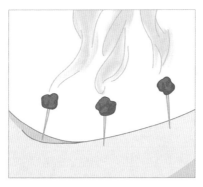

温针灸

5. 腧穴埋入羊肠线

"穴位埋线"疗法起源自20世纪60年代的埋线疗法，能够实现穴位的长效刺激。穴位埋线是指通过针具将药线置于腧穴内，产生长效刺激以达到治疗疾病效果的一种新疗法。穴位埋线多采用羊肠线或其他可吸收的生物蛋白线，埋入穴位。由于埋入线体在穴位内软化、分解、液化和吸收需近20天，因此相比于毫针针刺，穴位埋线可对穴位产生缓慢、持续、良性的针感效应，长期发挥疏通经络的作用治疗效果更佳。

目前穴位埋线在临床上广泛运用，可治疗的疾病涉及内、外、妇、儿、皮肤、五官等多方面，特别是对于某些慢性、顽固性疾病及疼痛等效果甚佳，如肥胖症、三叉神经痛、中风后遗症等。穴位埋线疗法刺激持续时间长，可减少患者治疗次数、减轻痛苦，具有操作简单、安全省时等优点。

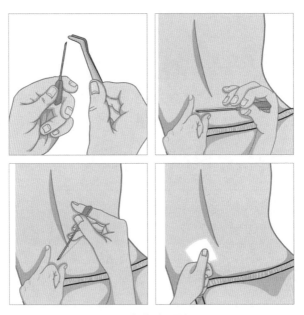

穴位埋线过程图解

6. 叩畅经络皮肤针

皮肤针是由多支不锈钢短针集成一束多针的针刺工具，来源于古籍中的"半刺""毛刺"。根据其装置针数又可细分为梅花针（五支针）、七星针（七支针）、罗汉针（十八只针）等。使用时，医者运用腕力弹叩皮肤针，刺激人体皮肤，可局部刺激腧穴，也可沿经络循行叩刺，以达到防治疾病的作用。皮肤针刺激量小、痛感少，尤其适用于小儿，故临床上又将之称为小儿针。

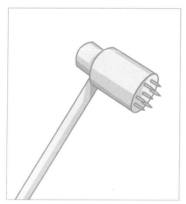 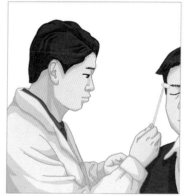

皮肤针

临床上，皮肤针可用来治疗头痛、失眠、痛经、肌肤麻木、斑秃等多种病证，尤其对斑秃、牛皮癣等局灶性皮肤病证效果较好。治疗时，一般取局部及相对应的背部夹脊穴叩刺，以叩刺局部皮肤潮红称之为轻刺激，叩刺局部皮肤明显潮红并有少许出血点称之为重刺激。临床上针对不同疾病刺激量也不同，如小儿、年老体弱者、虚证及慢性疾病患者适合轻刺激，而体质粗壮者以及肌肉丰厚处可稍实施重刺激。

7. 浅刺腧穴皮内针

"皮内针"，又称"埋针"，是用特制的小型针具固定于腧穴的一种疗法。皮内针多针刺在腧穴皮内，或埋藏于腧穴皮下，刺激位置较为浅表。皮内针刺入后，不影响患者的一般生活，不妨碍肢体活动，可固定一段时间后再取出，可对腧穴起到持续刺激作用，具有适应证广、操作简单、疗效持久的优点，是古代针刺留针法的发展。

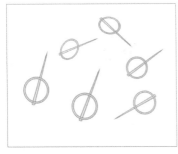

麦粒型皮内针

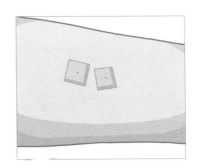

图钉型皮内针

皮内针可分为两种，图钉型和麦粒型。图钉型针身长0.2～0.3cm，针柄呈环形，与针身垂直。麦粒型针身长1cm，针柄呈麦粒状或环状，与针身呈一条直线。

皮内针埋针时间的长短可根据季节决定，一般为2～3天，秋季可适当延长时间，夏天天气炎热可适当缩短埋针时间，以防感染。皮内针可用于治疗偏头痛、胃痛、神经衰弱、哮喘等病证，其中对于治疗颈椎病、肩周炎、腰痛症、痤疮、痛经、遗尿、偏头痛、便秘、肥胖症、哮喘、失眠、呃逆、近视等十余种病证存在明显治疗优势。

8. 泻火最宜三棱针

三棱针法是指采用三棱针刺破人体皮肤，挤出少量血液或组织液，达到治疗疾病目的的方法。具体包括有点刺法、散刺法、挑刺法和刺络法四种。其治疗作用以活血通络、开窍泻热、消肿止痛为主。临床上主要适用于各种实证、热证和痛证。其中，点刺法多用于高热、惊厥、中风昏迷、中暑、急性腰扭伤；散刺法多用于丹毒、痈疮、外伤性瘀血疼痛；挑刺法常用于目赤肿痛、丹毒、痔疮等；刺络法多用于急性吐泻、中暑、发热等。另外，小儿疳积采用三棱针点刺四缝穴也是临床经验要法。

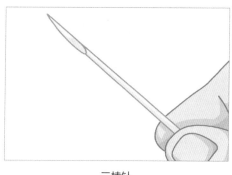

三棱针

9. 小小耳针多用途

耳穴，顾名思义即是位于耳朵上的穴位。耳穴的分布，大致如同一个倒置在子宫内的胎儿，如与头面部相应的穴位在耳垂；与上肢部相应的穴位在耳舟；与躯干部相应的穴位在耳轮体部；与下肢相应的穴位在对耳轮上、下脚；与腹腔相应的穴位在耳甲艇；与胸腔相应的穴位在耳甲腔等。当人体内脏或躯体出现病变时，可在耳郭处相应部位出现结节、压痛、变色等异常反应点，临床上根据耳部异常反应点选穴，同时根据中医理论选取耳穴来治疗疾病，如胃病选胃区、肩痛选肩区等，通过刺激耳部穴位，来调整全身脏腑气血，诊治疾病。

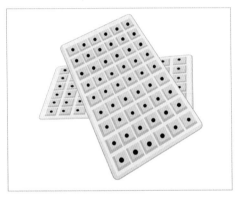

王不留行耳贴

"耳针"即是指使用短毫针或王不留行籽刺激耳穴，以达到诊治疾病目的的一种方法。我国历史上运用耳穴诊治疾病已相当悠久，最早的记载见于《黄帝内经》："邪在肝……取耳间青脉以去其掣"。

耳针对于治疗各种疼痛性疾病和内脏疾病效果较好。临床资料显示，耳针法的治疗范围较广，包括麦粒肿、咽喉肿痛、痤疮、黄褐斑等头面五官疾病，便秘、腹泻、胃痛等内脏疾病、湿疹、荨麻疹等皮肤性疾病，以及月经不调、痛经等妇科疾病等。

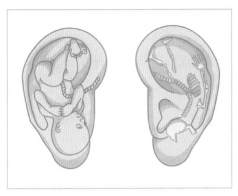

耳穴分布图（形如倒置的胎儿）

10. 温灸器灸最常用

温灸器灸是指将艾绒或艾条置于灸器内，点燃后置于腧穴或应灸部位进行熨灸的一种方法，因其操作简便、疗效温和，在临床上最为常用。温灸器灸可分为温盒灸和温筒灸。温盒灸时，将温灸盒置于所灸处穴位，点燃艾条，对准插入温灸盒的空洞内，进行艾灸，使所灸部位皮肤红润。

温灸筒是一种特制的筒状金属灸器，筒底有许多小散热孔，内装艾绒，点燃后在穴位上下来回温熨，以局部发热红晕为度。这两种方法以施灸部位的皮肤温热、病人感到舒适为度，适用于慢性疾病和虚寒性疾病，如脾胃虚寒等证。临床上施灸时间均为 15～30 分钟。

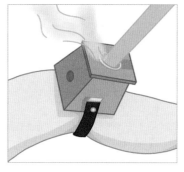
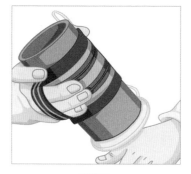

温盒灸 温筒灸

11. 隔物灸效多丰富

隔物灸又称为间接灸，是指用药物或其他材料，将艾炷与施灸腧穴部位的皮肤隔开，进行施灸的方法。根据所用的药物或材料不同，可分为隔姜灸、隔蒜灸、隔盐灸和隔附子饼灸。治疗时，除艾炷的温通效果，还结合药物和材料的疗效，因此其临床应用各具优势。

隔姜灸：用鲜姜切成直径 2～3cm，厚 0.2～0.3cm 的薄片，中间以针刺数孔。将姜片置于应灸的腧穴或患处，再将艾炷放在姜片上点燃施灸。具有温胃止呕、散寒止痛之功效，可治疗因寒而致的呕吐、腹痛。

隔蒜灸：用鲜大蒜头，切成厚 0.2～0.3cm 的薄片，中间以针刺数孔（捣蒜如泥亦可）。将蒜片置于应灸的腧穴或患处，然后将艾炷放在蒜片上，点燃施灸有清热解毒、杀虫等作用，可治疗瘙痒及初起的肿疡等症。

隔盐灸：用干燥的食盐填敷于脐部，上置大艾炷施灸，具有回阳、救逆、固脱之力，可治疗伤寒阴证或吐泻并作、中风脱证等。

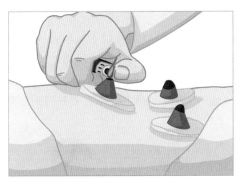

隔姜灸

隔附子饼灸：将附子切细研末，以黄酒调和，制成约 1cm 厚度的附子饼，上置艾炷点燃施灸。具有温脾壮肾、培补命门的作用，主治阳痿、早泄或疮毒久溃不敛等病证。

🌿 12. 艾灸新法"热敏灸"

热敏灸是一种艾灸新疗法，是将点燃的艾悬灸于热敏化穴位处，传导经气，以提高艾灸治病疗效。与传统艾灸相比，热敏灸的关键四步在于探敏定穴、辨敏施灸、灸敏得气和敏消量足。

具体来说，首先热敏灸的施灸部位为热敏化腧穴，即这些腧穴对艾热有着异常的感觉，位置上与传统腧穴的位置可不重合。其次，热敏灸强调艾灸过程中产生经气感传的现象，而不像传统艾灸疗法局部产生的皮肤发红和热感。最后，从灸量和灸效上来看，热敏灸要求的灸量为产生感传现象的灸感直至灸感消失的时间，一般可长达30～50分钟，传统艾灸则是以局部潮红或灸15～20分钟为度。

根据热敏灸创始人陈日新教授大量的临床试验证实，相比于传统艾灸，热敏灸可明显提高临床疗效。资料显示，热敏灸对痛经、妇科炎症、月经不调、阳痿、早泄、肩颈不适、腰肌劳损、腰腿不适、面瘫等临床常见病有着独特的疗效。

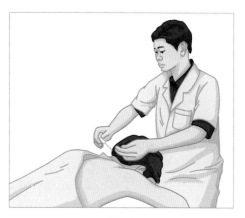

热敏灸

🌿 13. 冬病夏治三伏贴

三伏贴属于天灸的一种，也是目前应用最为广泛的一种天灸方式。在一年中最炎热三伏天，以中药贴敷于穴位，经由中药对穴位产生化学性、热性刺激，达到治病、防病的效果。三伏贴最早见于清代《张氏医通》，夏月三伏天，将辛温的白芥子捣烂外搽，治疗宿痰与冷哮。

根据冬病夏治的理论，三伏贴适用于一些在冬季容易产生、复发或加重的阴寒性疾病，在夏季最炎热即阳气最旺盛之时，进行扶正培本的治疗，以鼓舞人体阳气，消除阴寒痼疾，从而达到防治疾病的目的。

三伏贴临床应用范围广，包括呼吸系统疾病，如支气管哮喘、慢性支气管炎、慢性咽炎、鼻炎、反复上呼吸道感染等；消化系统疾病，如功能性消化不良、肠易激综合征、功能性便秘等；骨关节疾病，如慢性膝骨关节炎、类风湿关节炎、颈椎病等；妇科疾病，如痛经、月经不调等。

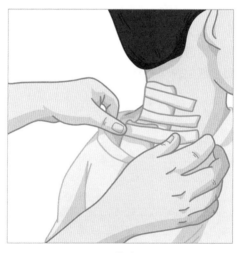

三伏贴

拔罐又名火罐气、吸筒疗法，最早见于马王堆汉墓出土的帛书《五十二病方》，古称角法。

拔罐法是以罐为工具，利用燃烧或抽吸等方法，排除罐内空气，造成负压，使罐吸附于腧穴或应拔部位的体表，使被拔部位的皮肤充血，以调整机体功能，达到防治疾病的目的。具有活血行气、止痛消肿、散寒、除湿等作用。

目前，根据罐的材质可分为竹罐、陶罐、玻璃罐和抽气罐。根据不同的拔罐方式可分为留罐、走罐、闪罐、刺络拔罐和留针拔罐。其中留罐一般疾病均可适用；走罐适用于痛症、发热、郁症，用于面积较大肌肉丰厚区域；闪罐多用于局部皮肤麻木、疼痛和不方便留罐的部位；刺络拔罐适用于丹毒、扭伤和乳痈等；留针拔罐适用于部位较深的疾病。

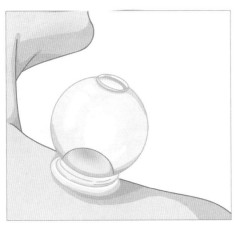

拔罐

15. 针法与药的结合

　　穴位注射是临床中常见的一种治疗方法，通过注射针将药水注入穴位或局部阳性反应点，以防治疾病的一种治疗方法。该操作同时结合了针刺和药物的双重刺激作用，因此临床上，凡是针灸治疗的适应证多可选用此方法，运用广泛。常用的注射药水多选取维生素 B、当归注射液等。根据注射部位的不同，药水剂量也相应变化，肌肉丰厚区域注射量多，肌肉浅薄区域注射量少。

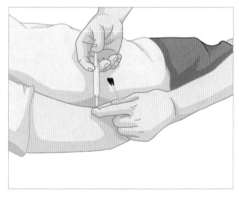

穴位注射

二、"小"针灸"大"用处

1. 咳咳怎么办，针灸善止咳

咳嗽是我们日常生活中的常见疾病，多表现为咳嗽，或伴有咳痰。临床中咳嗽常见于上呼吸道感染、急慢性支气管炎、肺炎等疾病中，都可以选用针灸治疗。中医学认为，肺气以降为顺，肺气通降则能吸入外界清气，人体呼吸有常。若外感风寒湿，肺卫受邪或脏腑功能失常累及肺，导致肺气不宣或肺气上逆，则出现咳嗽。

因此，针灸治疗咳嗽多取肺经上的腧穴降气止咳。若有痰液，可加上祛湿化痰的腧穴，如丰隆。目前针灸干预多以拔罐、艾灸、皮肤针、单纯针刺叩刺操作为主。

拔罐：以背俞穴为主，取大椎、风门、肺俞，留罐 5～10 分钟，或背部走罐至皮肤潮红。

艾灸：多用以治疗虚寒性咳嗽，若患者出现咳嗽气低、痰多清稀的症状，则可艾灸上述腧穴。

皮肤针叩刺：取督脉和膀胱经的上背部，叩刺至皮肤潮红或微微出血。

针刺治疗：取穴肺俞、列缺。咳嗽痰多可加用曲池、丰隆、阴陵泉。需要注意的是，肺俞等背部腧穴不可深刺，以免刺破胸膜造成气胸。

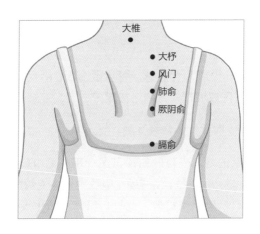

2.红肿的"针眼"，针刺好泻火

麦粒肿，即睑腺炎，常被称为"针眼""土疖"。具体表现为眼睑出现硬结、红肿疼痛，发展后成脓破溃后可痊愈，易反复发作。西医角度来看，麦粒肿多由于用眼过度、用眼不卫生，导致眼睑腺感染细菌，出现一种急性化脓性炎症。中医角度来看，麦粒肿从热论治，多由外感风热侵袭胞睑，或脾胃积热上攻所致。针刺清热泻火效果好，因此用针法治疗该病具有独特优势。

根据经络循行的理论，若麦粒肿位于上眼睑，多考虑外感风热侵袭，选用足太阳膀胱经；若麦粒肿位于下眼睑，多考虑脾胃积热，选用足阳明胃经。治疗手段可选取针刺、挑刺、放血等，以清热解毒消肿。

挑刺法：若麦粒肿位于上眼睑，取第一至第七胸椎肩胛间区淡红色丘疹样反应点，以三棱针挑刺皮下组织或点刺，挤出少许血液为度，可反复 3～5 次；若麦粒肿位于下眼睑，取足中趾趾腹，三棱针点刺出血。

放血：取耳尖或耳背静脉，每次放血 5～10 滴，每日 1 次。也可取肩胛间区或大椎穴，刺络拔罐。

针刺治疗：取攒竹，常规针刺，宜泻法。

需要注意的是，麦粒肿初期可配合用热毛巾局部热敷，每次约 30 分钟，每天 3～5 次，有助于吸收消肿。麦粒肿成脓期间，忌用手挤压，以免感染扩散。此外，日常生活中要避免用眼过度疲劳、注意用眼卫生。

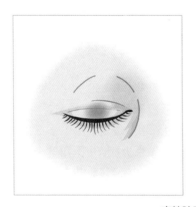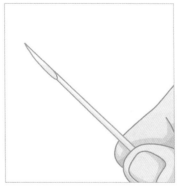

麦粒肿示意图

3. 刀片公鸭嗓，一针见疗效

咽炎是以咽部红肿疼痛，或干痒不适，或声音嘶哑为主症的一种常见病证，人们常形象地称之为"刀片嗓""公鸭嗓"。其中，急性咽炎以咽喉红肿疼痛为主，甚者影响夜间睡眠；慢性咽炎以咽痒、咽干、咽部异物感为主，影响日常生活。西医学中认为其是咽部黏膜，或黏膜下组织，或淋巴组织的急慢性炎症，多采用抗生素治疗。中医学上根据急性、慢性咽炎分证论治。其中针灸治疗急性咽炎效果效果显著。

放血： 取耳背静脉最明显处，指腹搓揉后，以三棱针点刺放血，以5～10滴血为宜；或取双侧少商、商阳，三棱针刺点刺放血。此法治疗急性咽炎效果明显。

针刺： 取扶突、廉泉、列缺、照海，急性咽炎配少商、鱼际、合谷，慢性咽炎配太溪、复溜操作。常规针刺，针刺列缺、照海时可配合做吞咽动作。

艾灸： 取大椎、肺俞、胃俞、曲池，以艾条灸（灸10～15分钟为宜）或隔物灸（灸5～7壮）。

治疗期间禁止吸烟，忌食辛辣等刺激性食物。

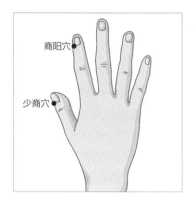
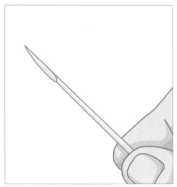

商阳穴

少商穴

4. 头痛又犯了，针灸来帮你

头痛，顾名思义是指以头部疼痛为主要症状的病证。西医学中，功能性头痛、紧张性头痛，甚则颅内出血均会引起头疼。需要注意的是，针灸对功能性头痛、紧张性头痛效果较好，若患者突发剧烈头痛伴恶心、呕吐，或头痛逐渐加重，需及时明确病因，排除颅内出血或颅内占位性病变可能。

头痛，中医称为"头风""脑风""首风"。针灸治疗头痛最大的特点在于经络辨证，根据头痛的部位，将其按经络循行进行分类。具体来说，疼痛位于前额、眉棱骨部，为阳明头痛；疼痛位于侧头部，为少阳头痛；疼痛位于后枕部或连于项，为太阳头痛；疼痛位于巅顶部，或连于目，为厥阴头痛。

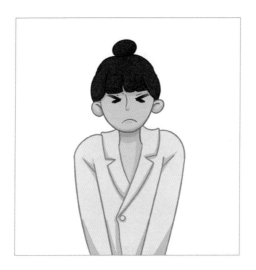

针刺治疗： 取穴以百会穴、阿是穴为主，常规针刺，以疏通经脉，通络止痛。进一步根据不同的辨证论治原则，选取相应的穴位，阳明头痛取头维、阳白、合谷；少阳头痛取太阳、丝竹空、外关；太阳头痛取天柱、风池、后溪；厥阴头痛取四神聪、太冲。

灸法： 取百会、头维、上星，可予黄豆大小艾柱直接或隔姜片灸于穴位，每灸 3～5 壮；艾条灸，每次 5～10 分钟。头为诸阳之会，艾灸时应注意控制时间，切记不可多灸。

皮肤针： 中重度叩刺印堂、太阳、阿是穴，每次 5～10 分钟，至微微出血。

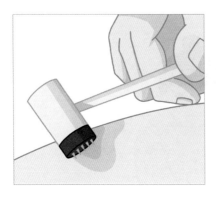
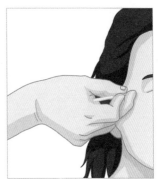

 5. 肩痛不能举，针刺来缓解

肩周炎是以肩部持续疼痛及活动受限为主要表现的疾病。常好发于 50 岁左右的中老年人，女性患者居多，因此又被称为"五十肩"。西医学认为是肩盂肱关节囊炎性粘连、僵硬，致肩关节疼痛、活动受限所致。中医学认为，肩周炎是由于年老体虚、过劳、外伤、外感风寒湿，导致气血瘀阻、经脉不通。本病具有自限性，一般病程在 12～24 个月左右，分为急性期（持续 2～9 个月）、慢性期（持续 4～12 个月）、功能恢复期（持续 5～12 个月）。

针灸治疗在急性期缓解疼痛、改善后期肩关节活动功能水平上具有显著优势。与头痛类似，肩周炎也根据疼痛部位的不同，分经论治。以肩前内侧近腋部疼痛为主，后伸受限、疼痛加重，为手太阴经；以肩前部疼痛为主，外展受限、疼痛加重，为手阳明经；以肩前外侧部疼痛为主，外展受限、疼痛加重，为手少阳经；以肩后部疼痛为主，内收受限、疼痛加重，为手太阳经。治疗手段多采用针刺疗法，配合穴位注射、拔罐。

(1) 针刺治疗取穴以肩关节局部为主，配合经络辨证远端取穴，采用毫针泻法强刺激。肩关节局部取肩髃、肩髎、肩前、臂臑和阿是穴。手太阴经配尺泽、列缺；手阳明经配曲池、三间；手少阳经配外关、中渚；手太阳经配肩贞、天宗、后溪。

(2) 穴位注射：取肩髃、肩髎、阿是穴，每次选取 3～5 穴，可选用活血化瘀或营养神经药物，如当归注射液等，每穴注射 0.5～1ml。

(3) 拔罐：取局部阿是穴，刺络拔罐放血，2～3 日治疗 1 次。

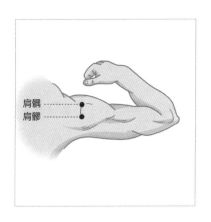

肩髃
肩髎

6. 腰痛不能移，针刺拔罐好

腰痛是指以腰部疼痛为主要表现的疾病。西医学中由于肌肉韧带拉伤或腰椎间盘突出导致的腰骶部急性、慢性疼痛均属于腰痛，均可参考本篇治疗。

中医学认为，腰痛可分为虚实两证。实证是由于外感风、寒、湿、热或外伤跌倒，导致气滞血瘀、经脉痹阻；虚证是由于禀赋不足、劳欲过度，导致肾精亏虚、腰府失养。针灸治疗以针刺操作为主，根据急性腰痛和慢性腰痛分期论治，并结合分经论治的原则。急性发作多取远端穴，慢性腰痛多局部取穴，再配合远端取穴。

● 急性腰痛

(1) 针刺治疗，用捻转提插泻法，强刺激，配合运动针法。针刺得气后，边行针，边嘱患者缓慢活动腰部，前俯、后仰、转侧等，幅度由小到大，以患者无疼痛感为宜。腰痛部位以后脊正中为主，为督脉病证，取双侧后溪或人中；腰痛以距脊柱 3 寸以内为主，为太阳经病证，取双侧委中；腰痛以距脊柱 3 寸以外为主，为少阳经病证，取双侧外关。治疗时可配合采取 TDP 灯照射腰痛部，每次 20～30 分钟，以皮肤潮红为度。

(2) 放血治疗，疼痛剧烈者，可在阿是穴刺络拔罐放血。

● 慢性腰痛

(1) 针刺治疗以腰部局部取穴为主，选取肾俞、大肠俞、委中、腰 1- 腰 3 夹脊穴、阿是穴，常规针刺治疗。若患者同时伴有下肢疼痛、麻木，可加用电针。

(2) 拔罐：取肾俞、大肠俞、阿是穴拔罐，留罐 5～10 分钟。或沿腰部膀胱经走罐，以皮肤潮红为度。

需要注意的是，腰痛可能由多种疾病引起，涉及内科、外科、妇科等，临床实践中需要认真辨别。如若患者运动后突发剧烈腰痛，应排除腰椎间盘急脱出、腰椎骨折的可能性；如若腰痛与月经周期相关，应考虑是否存在盆腔疾病，并针对原发病进行积极治疗。

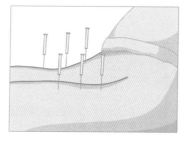

腰痛针刺

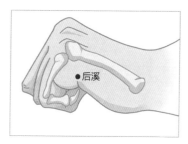

急性腰痛针刺取穴后溪

7. 颈痛不能转，电针疗效佳

颈椎病主要表现为颈肩部疼痛，或伴上肢放射性疼痛、麻木、乏力、感觉过敏，或伴四肢乏力、步态不稳、恶心、呕吐、头痛、眩晕等症。从西医学来说，是指由颈椎退行性改变，导致相关脊髓、血管、神经损害而产生一系列相应的症状和体征。在临床上，针灸治疗在改善疼痛、头痛、眩晕、上肢麻木等症状方面均有显著的疗效。治疗过程中，主要采用针刺疗法，取穴多以局部选穴为主，根据具体症状选取相应的阿是穴。

(1) 针刺治疗，多取颈夹脊、天柱、大椎、颈百劳、后溪、阿是穴。常规针刺，使针感向患侧颈肩部传导，可配合接电针治疗及 TDP 灯局部照射。

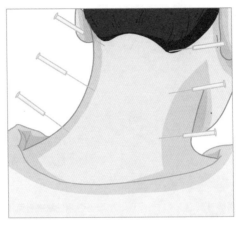

颈痛针刺

(2) 穴位注射：取颈夹脊、局部阿是穴，以无菌注射针每穴注射 0.5～2ml 当归注射液。

(3) 放血：疼痛较甚者，可取局部阿是穴刺络拔罐放血。

8. 进食不消化，针灸好办法

功能性消化不良是指进食后饱胀、早饱、上腹痛、上腹灼热感等为主要表现的疾病。且经检查，可排除器质性病变。从西医学来看，根据临床症状的特点，以腹痛、上腹灼热感为主症的划分为上腹疼痛综合征，以餐后饱胀、早饱症状为主症的划分为餐后不适综合征。中医学中，上腹痛综合征划归属于中医的"胃痛"范畴，餐后饱胀不适综合征划分为中医的"胃痞""痞满"范畴。

针灸治疗功能性消化不良历史悠久，《灵枢》中记载："胃病者，脘腹胀……食饮不下，取之三里也。"《针灸大成》亦指出："腹内疼痛，内关、三里、中脘。"多项临床实验均证实了针灸可有效改善胃肠动力，提高功能性消化不良患者血清胃泌素、胃动素，改善胃电节律。不仅如此，实验研究发现针灸能够通过促进胃及小肠排空率、保护胃黏膜、改善内脏高敏性、减少炎症因子释放及缓解焦虑抑郁状态等，能够改善并增强胃肠动力，缓解功能性消化不良的症状。目前，针灸疗法在治疗功能性消化不良方面多采用针刺、艾灸两种方式。

(1) 针刺治疗，取穴足三里、中脘、内关、天枢，常规针刺，足三里、中脘可加电针。

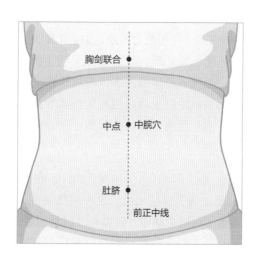

(2) 艾灸：取中脘、足三里、天枢，可采用艾条灸或隔姜灸，约 30 分钟。

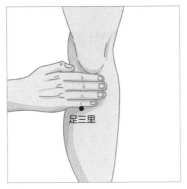

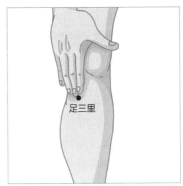

足三里

足三里

9. 排便不通畅，针灸来助力

便秘以大便干结，排便费力困难，排便量减少，排便不尽感，排便周期或时间延长（每周小于2~3次）为主要症状。西医学认为便秘与饮食习惯、肠道微生态、肠道传输动力、肠神经系统的异常密切相关，治疗上以口服相关泻药为主。中医针灸的整体观念，对于治疗便秘有独特的优势，其疗效显著，在临床中得到广泛运用。

中医学称之为"脾约""大便难""后不利"等。机制研究发现，针灸通过调节神经系统、改善神经递质、调节免疫系统以及促进胃肠平滑肌活动等，可以有效缓解患者的排便情况。多项临床实验已证实针灸治疗功能性便秘的有效性。在针灸学中，天枢和支沟穴为治疗便秘的要穴，总治疗原则为通腑导滞。

（1）针刺治疗，取穴天枢、上巨虚、支沟，常规针刺，天枢穴深刺，加电针。

(2) 灸法：若患者出现腹中冷痛、喜温，或便后乏力、气短，神疲懒言，可加艾灸或隔姜灸神阙。

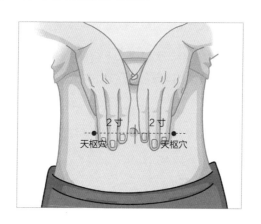

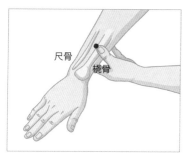

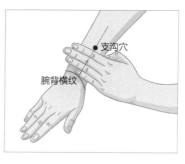

10. 腹泻不停止，灸法好止泻

腹泻是以大便次数增多（每天＞3次），排便量增加（＞200g/d），便质稀溏，甚如水样为主要症状的疾病。也可伴腹痛、里急后重、肛门灼热等症状。西医中，急性胃肠炎、肠易激综合征、慢性腹泻都归属于腹泻。中医学中，称为"泄泻""飧泄"，治疗多以调理肝脾、舒畅气机，健脾盛湿为主，多选取艾灸、针刺治法。

(1) 艾灸治疗取神阙、天枢，以艾条灸或隔物灸，约 30 分钟。

(2) 针刺治疗取天枢、大肠俞、上巨虚、神阙，常规针刺，可配合取天枢、足三里、上巨虚穴位注射，每穴注射 0.5～1.5ml 药物。

需要注意的是，当腹泻次数多的情况下，应密切观察患者是否出现脱水症状，并及时补充电解质，维持体内水电解质平衡。

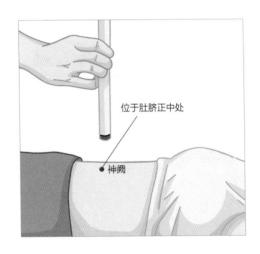

位于肚脐正中处

神阙

11. 月事腹疼痛，针灸好止痛

痛经是指在经前或经期前后，出现周期性小腹或腰骶部疼痛。严重情况下，可出现全身冷汗、恶心呕吐等。中医学中，又称为"经行腹痛"。针灸治疗痛经效果显著，研究发现，针灸可以通过改善子宫微循环、调节内分泌、改善免疫系统功能低下、影响神经和神经递质的代谢，从而发挥镇痛效应，有效减轻经期疼痛。其中三阴交和次髎为治疗痛经的经验效穴。

(1) 针刺治疗，取穴中极、子宫、三阴交、次髎、十七椎，常规针刺。

(2) 艾灸：以腹部、腰骶部穴位为主，取子宫穴、关元、归来、三阴交、十七椎、次髎，进行艾条灸，每次约30分钟。

(3) 穴位注射：取关元、足三里、三阴交，以无菌注射针注射药物0.5～1ml。

(4) 穴位按摩：用大拇指按摩双侧三阴交、次髎，也可有效缓解疼痛。

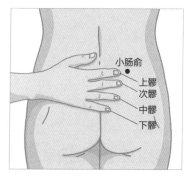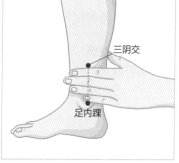

需要注意的是，应于经期前提前3～7日进行针灸干预，连续3个月经周期为1疗程，疗效更优。在经期疼痛发作时进行针灸治疗，也可显著减轻患者疼痛。

12. 晚上睡不好，针灸来助眠

失眠是指经常不能获得正常的睡眠质量，或睡眠时间不足，影响日间活动的病证。临床上根据症状的不同侧重点，可将失眠分为：入睡困难（入睡时间超过 30 分钟）、维持性失眠（睡眠浅、易觉醒）、早醒（醒的比平时早，醒后无法再次入睡）。中医亦称为"不寐""不得眠"。研究发现，针灸可通过调节睡眠 - 觉醒模式及其相关激素、各脑区神经功能、神经递质、自主神经系统功能活动、脑电活动等方面，综合改善睡眠情况。

针灸治疗以毫针针刺为主，根据不同的失眠类型可采用不同的针灸手法。

针刺治疗： 取穴神门、四神聪、三阴交，常规针刺，注意四神聪针刺时，针尖应朝向百会。若配合电针，宜采用疏波。此法可整体改善睡眠状态。

跷脉补泻法： 取申脉、照海，毫针刺法先行捻转补法针刺申脉，后行捻转泻法针刺照海，留针 30 分钟，每天 1 次，10 天为 1 疗程。此法有助于改善入睡困难、觉醒问题及深睡眠缺少的症状。

耳穴： 取神门、皮质下、交感、内分泌。耳穴常规消毒后，将王不留行子耳贴贴在上述耳穴，并适度按压，使耳穴有胀、热、微痛感。每晚睡前按 1 次，约 5 分钟，以耳郭微红、微热为度，隔天换贴 1 次，双耳交替。此法适用于改善睡眠时间和睡眠质量。

皮肤针法： 取背部足太阳膀胱经第一、二侧线及督脉。用皮肤针沿膀胱经第一、二侧线由上向下，督脉由下向上进行叩刺，每次叩击部位之间的距离为 0.5cm，反复叩击 5 分钟，以皮肤潮红为度。隔天 1 次，10 次为 1 个疗程。此法有助于改善入睡困难。

需要注意的是，针灸治疗失眠的时间以下午为宜，原则上应尽量选择接近就寝的时间段。许多失眠患者同时伴有情绪焦虑抑郁，因此应配合健康教育，如嘱患者保持积极良好心态，学会自我放松，并建立规律的作息习惯。

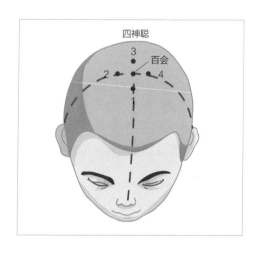

13. 肥胖怎么办，埋线促减重

肥胖是指体内脂肪堆积过多或分布异常的代谢性疾病。当体重指数（BMI），即体重（以 kg 为单位）除以身高（以 m 为单位）的平方，$\geq 28kg/m^2$ 为肥胖。中医理论指出，肥胖者多痰、多湿、多气虚。这主要是由于饮食过度、喜食肥甘厚腻，导致脾、肾、肺等脏腑功能失调，痰湿内蕴，变为膏脂，最终形成肥胖。肥胖不仅影响外观形象，更重要的是，它会增加心脑血管疾病和代谢性疾病的发病风险。随着人们的健康意识的不断提升，对减肥的需求也逐步增长。

近年来，越来越多的患者在临床上选择针灸作为减肥的方法。针灸治疗通过调节脾胃脏腑功能，祛痰化湿，改善肥胖患者多痰、多湿、气虚的病理状态，从而减轻体重。现代研究表明，针灸可以促进局部代谢、消耗局部脂肪，并且能够提高下丘脑中瘦素的释放，同时抑制神经肽 Y 基因的表达，从而实现减肥的作用。

总的来说，针灸可以通过刺激相应穴位，调节脾胃脏腑功能、祛痰化湿、改善代谢、减轻体重、改善体型，是一种操作简便、起效快、不易反弹、副作用小的安全疗法。目前，针灸常用于减肥的方式主要有电针和埋线治疗两种方式。

电针治疗： 取穴多为腹部穴位和足三里、丰隆等穴。与普通针刺相比，电针具有特定的频率参数，可以加强穴位刺激的疗效。此外，脉冲电刺激对消化系统有着明显的良性调整作用，可以抑制食欲，加速代谢废物的排出，同时可促进气血运行。

埋线治疗： 穴位埋线减肥疗法是普通针刺的延伸，属于长效针疗法。它在取穴方面与电针疗法有许多相似之处。该疗法通过将羊肠线埋入特定穴位，对腧穴进行持续刺激。由于这些可吸收线体在体内软化、分解、液化、吸收需要一个时间过程，因此它们对穴位的刺激作用比普通针刺更为持久。

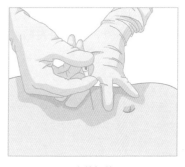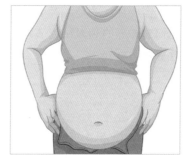

穴位埋线

14. 高血压怎么办，针灸来降压

中医古籍中并没有"高血压"这一病名的记载，但根据其常见的眩晕、头痛等症状，可将其归属于中医"眩晕""头痛"范畴。中医学认为高血压多由肝阳上亢、肝肾亏虚、痰湿内阻所致，为阴阳失调，本虚标实之证。大量的临床实践证实，针灸治疗可有效降低血压，同时对改善相关并发症具有积极作用。针灸治疗是一种具有起效快、疗效持久、不良反应小、费用低等特点的有效治疗方式。

针灸降压主要选用太冲、太溪、曲池和丰隆。通过刺激相应穴位，可以将失调的脏腑、经气恢复正常，达到明显的降压效果。太冲穴是肝经上最重要的一个穴位，具有调理肝气，平肝降逆的作用；太溪穴是肾经的原穴，具有滋补肾阴的作用；曲池穴是大肠经上的穴位，能清体内火气，也是降压效果极为显著的穴位之一；丰隆穴为祛痰要穴，有豁痰祛湿的作用。

需要注意的是，对于那些血压处于剧烈波动的患者，由于他们对外界的刺激比较敏感，应慎用针灸治疗，以免引发脑血管意外。

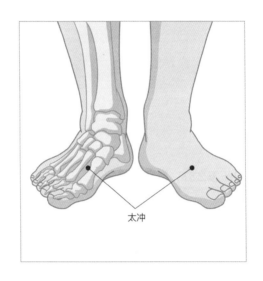

太冲

15. 高血糖怎么办，针灸来降糖

糖尿病在中医名为"消渴"，以多饮、多食、多尿、形体消瘦，或尿有甜味为主要表现。针灸治疗消渴病，历史悠久，《备急千金要方》中记载："消渴小便数，灸两手小指头及两足小趾头。"研究发现，针灸治疗能够促进胰岛素的分泌，降低体内甲状腺素水平，纠正糖尿病患者内分泌失调的状况，恢复胰岛素的正常功能。因此，针灸降糖疗效可靠、不良反应轻微、简便易行。

针灸降糖，取穴以三阴交和"降糖穴"为主。"降糖穴"，位于前臂掌侧，腕关节至肘关节的下 1/3，针刺此穴对降糖也有极好的疗效。需要注意的是，在治疗糖尿病的同时，还需要配合药物、饮食、运动等多种治疗方式，协调好各种疗法之间的关系，以保证治疗效果的最优化。

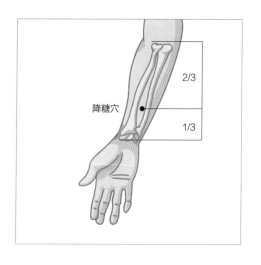

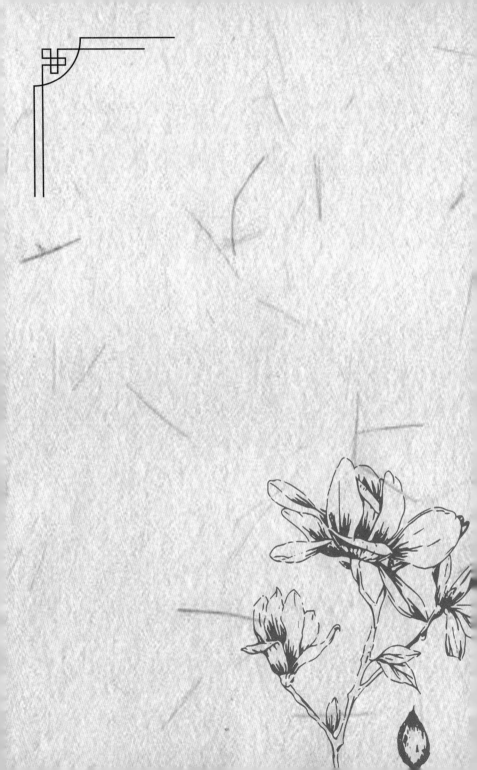

简史篇

源流概览

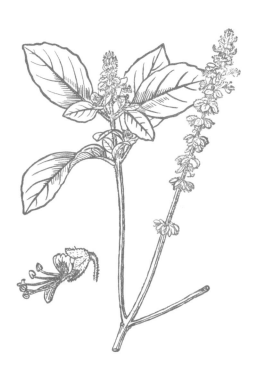

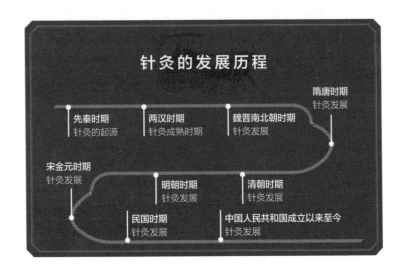

针灸最早可追溯到新石器时代，有着几千年的悠久历史。针灸学理论在这历史长河里，经过无数名医家的整理、修订与拓展，逐渐形成了如今的统一体系。了解针灸学的历史，既可以让我们更好地了解古人的智慧，全面地掌握针灸的发展演变，也能让我们深刻思考如何进一步推进这世界上独一无二的文化瑰宝的发展。

1. 针灸的起源（先秦时期）

先秦时期是指秦朝建立之前的历史时代，即旧石器时期至公元前221年期间，经历了夏、商、西周，以及春秋、战国等历史阶段。在长达1800多年的历史中，我们的祖先创造了光辉灿烂的历史文明，夏商时期的甲骨文、殷商的青铜器，都是人类文明的历史标志。早在新石器时代，人们就用"砭石"砭刺人体的某一部位治疗疾病。《山海经》记载："高氏之山，有石如玉，可以为针"，是关于石针的早期记载。在此时期，灸法基本成熟，针刺疗法开始萌芽，经脉学说也已经基本形成。

"灸"，是烧灼的意思，广义地讲，一切运用温热刺激治疗疾病的方法都属于灸法。灸法的起源可以追溯到原始社会。原始生活离不开火，先民们擅长钻木取火或燧石取火，在长期的生存实践中，他们逐渐发现，利用温热的刺激可以有效缓解多种身体不适感，早期灸法就此形成。1973年长沙马王堆三号墓出土的《足臂十一脉灸经》和《阴阳十一脉灸经》，是现存最早记载灸法的医学典籍。如今人们常说的灸法一般指的是艾灸治疗，是指点燃艾草或艾绒以温熨人体特定部位或穴位以治疗疾病的方法。艾叶燃烧时火力温和、持久，可渗透肌表直达病所，且气温芬芳，具有驱虫作用，被广泛应用于灸法治疗中。

"刺"，是伤害的意思，在古代，针刺疗法被称为"刺法"，是指用针状物刺入人体某些部位以达到缓解和治疗疾病的目的。当时人们遭受某些病痛或不适时，会不自觉地用手进行按摩、捶拍，甚至用尖锐的石器按压疼痛的部位，使原有的症状减轻或消失，从而创造出了最早的针具——砭石。随着人类智慧和社会生产力的持续发展进步，针具从青铜针、铁针、金针、银针，逐渐演变为现代广泛使用的不锈钢针。相传，华夏文明的始祖伏羲是中医针灸的发明人，《帝王世纪》云："伏羲氏……乃尝百草而制九针"。现存最早的有关针刺疗法的记载见于司马迁所著的《史记·扁鹊仓公列传》，其中记载了扁鹊使用针刺方法治愈虢太子尸厥的案例。

在中医理论中，经脉是重要组成部分之一。《足臂十一脉灸经》和《阴阳十一脉灸经》论述了十一条脉的循行分布、病候表现和灸法治疗。《脉法》介绍了脉病的发病机理、诊治方法；《阴阳脉死候》则论述了三阳脉和三阴脉的死亡症候以及根据脉象确定治疗方针。这些内容反映了针灸学核心理论经络学说的早期面貌，在经络学说的形成和发展史上具有极其重要的地位。

2. 针灸成熟时期（两汉时期）

两汉时期包括西汉（公元前 202 年—公元 9 年）与东汉（公元 25 年—公元 220 年），历时 400 余年。著名的中医典籍《黄帝内经》《黄帝八十一难经》《黄帝明堂经》均成书于此时期，上述书籍详细记录了经络及腧穴两大针灸理论组成部分，标志着针灸作为一门学科从理论到实践的完全成熟。

《黄帝内经》由《素问》和《灵枢》两部分组成，其中《灵枢》详细记载了十二经脉、十五络脉、十二经筋、十二经别的循行规律、病候及针灸方法。《素问》记录了十二皮部的分布及病候，亦可散见奇经八脉内容。《黄帝内经》有很多记录腧穴的篇章，所记载的针灸理论丰富而系统，是针灸学术的第一次总结，其中许多主要内容至今仍有很强的指导意义和临床应用价值。

成书于《黄帝内经》之后的《黄帝八十一难经》，首次提出"奇经八脉"名称，并且明确记载了各条奇经的循行、奇经八脉总的功能及奇经八脉与十二经脉的关系，补充了《黄帝内经》之不足，进一步丰富和充实了针灸理论体系。

《黄帝明堂经》约成书于东汉时期,是我国第一部腧穴学专著,对腧穴名称、定位、主治病证及针灸疗法等方面进行了全面的总结,它基于《黄帝内经》对腧穴、募穴、五输穴等内容进行了详细的阐述和补充,构成了当今腧穴学的核心内容。

3. 针灸发展（魏晋南北朝时期）

魏晋南北朝时期社会局势动荡不安,战乱频繁,使此时期的医者被迫投入大量的临床实践。这一时期出现了许多后世闻名的医学大家,如皇甫谧、葛洪、陶弘景等。同时,针灸学也在此时期得到了迅速的发展。

皇甫谧所著的《针灸甲乙经》是魏晋时期针灸理论的代表著作,是针灸学科确立的标志。《针灸甲乙经》将《内经》和《明堂孔穴针灸治要》中的针灸内容合二为一,论述了经络的循行规律、病理生理、经络与腧穴的关系,包括穴位定位、取穴方法、五输穴理论,以及针灸疗法的运用、操作及禁忌等,对经络理论及腧穴理论进行了较为全面的总结,确立了针灸学的完整体系。此外,晋代名医葛洪所著《肘后备急方》擅用针灸治疗急诊,同时记录了大量灸方,使灸法得到了进一步发展。

4. 针灸发展（隋唐时期）

隋唐时期（公元 581 年—公元 907 年）,经济文化繁荣昌盛,使得医学领域也得到了空前的发展。唐代太医署掌管医学教育,将针灸设为医学专业课程之一，此举为针灸学的学校教育开创了先河。随着国内外交通的日益发达，针灸也得以流传至海外，并被其他国家了解与接纳，促进了针灸的发扬与传播。

隋以前，经脉图经类文献采用的经脉腧穴图一般为正（仰）人、伏人、侧人图，常称"偃侧图"，隋唐时期，多名医家对腧穴图进行修改，逐渐以十二脉图取代偃侧图，其中以甄权的《明堂人形图》及唐代官修本《明堂针灸图》最具影响力。随后，孙思邈又对甄权的明堂人形图进行修改及发展，首创彩色明堂图，用不同颜色与各经脉进行对应，使经脉图能更好地为医者所用，促进了针灸学的发展。

针灸学发展过程中流派较多，各家思想各有不同，使得腧穴名称及定位纷杂，隋唐时期对腧穴进行考订，将腧穴名称及定位进行统一。同时，孙思邈在《内经》骨度分寸法的基础上，在《千金翼方》中提出了中指同身寸、拇指同身寸及横指同身寸等几种简便取穴法，以方便临床应用。

5. 针灸发展（宋金元时期）

宋金元时期，多位皇帝喜爱并重视医学发展，使得包括针灸学在内的医学得到了全面的发展。北宋著名针灸学家王惟一，在政府的支持下，总结前代针灸著作，考订了腧穴定位及所属经脉，并据此铸造了两具针灸铜人模型——"宋天圣针灸铜人"。此铜人是世界上最早铸成的针灸铜人，外刻经络腧穴，内置脏腑，可作为针灸教学教具和考核针灸医生之用，促进了针灸学的规范化发展。

元代滑伯仁所著《十四经发挥》，首次将十二经脉与任、督二脉合称为十四经脉，提出的"十四经"模式。窦默《标幽赋》以歌赋体裁综合阐述针灸，其所著《针经指南》中专门论述针刺手法，通俗易懂，成为针灸学的纲领。金元时期医学界出现了刘完素（号河间，寒凉派创始人）、张子和（字从正，攻下派代表）、李杲（自号东垣老人，补土派代表）、朱震亨（号丹溪，主张滋阴降火）各具特色的四大医家的理论和医术，在灸法的巩固和完善方面，作出了很大贡献，对后代医学有一定影响，促进了医学界的学术争论，推动了中国医学学术的进一步提高。

6.针灸发展（明朝时期）

明朝（公元 1368 年—1644 年）是中国历史上最后一个由汉族建立的封建王朝，是继周、汉、唐朝之后的繁盛时代。随着交通的日益发展，医者得到了更多访师拜友的机会，促进了不同医学流派之间的交流与融合，同时也推动了国外针灸学术的发展进步。

明代也出现了大量的针灸专著，比如徐凤的《针灸大全》、高武的《针灸聚英发挥》、汪机的《针灸问对》等。杨继洲所著的《针灸大成》，汇集了明以前的针灸著作，总结了临床经验，内容丰富，是后世学习针灸的重要参考书。张介宾所著《类经图翼》采用图解和文字，对十二经起止、奇经八脉、腧穴主治等进行阐述，并编有歌诀，便于学习记诵。在这一时期，养生学著作较前增多，养生学理论得到了空前的发展与完善。

7. 针灸发展（清朝时期）

清朝（公元 1644 年—1911 年）是中国历史最后一个封建王朝。清朝针灸医学的发展，如同清朝的命运一样，经历了兴衰变化。公元 1822 年，清王朝以"针刺火灸，究非奉君之所宜"为由，下令太医院废止针灸科，针灸的发展受到了前所未有的阻碍。公元 1840 年鸦片战争后外国列强入侵中国，社会动荡不安，西医随之传入中国，中医受到了强烈的打压，针灸更是遭受严重挫折。至此，针灸学由兴盛逐渐走向衰退。

随着西方文化的传入，我国一些针灸医家开始以西医相关的血管、呼吸等解剖知识来重新阐释传统针灸经络理论。清初第一位中西汇通医家王宏翰所著《医学原始》中，采用西医胚胎血络、脉络的发育解释经络的发生与形成，并采用动静脉血管解释经脉形质。王清任通过亲自解剖并进行观察，将人体动静脉结果与经络系统进行比照，提出"经络为气管、卫总管"的观点。虽然他所述的"气管"实则是瘀血滞于经脉而使动脉中无血的动脉血管，但是他这种敢于将中西医理论进行结合的超前思想仍令人十分敬佩。

尽管此时政府未能提供支持，但由于针灸的有效及便捷，针灸仍在民间广为流传，且在这一时期让有不少与针灸相关的著作。如李守先《针灸易学》、张永荫《针灸摘要》、廖润鸿《针灸集成》及《考证摘要图考》等。公元 1742 年吴谦等所著《医宗金鉴》，其《医宗金鉴·刺灸心法要诀》不仅总结历代针灸理疗且赋以歌图，自乾隆 14 年以后定为清太医院医学生必修内容。针灸名医李学川公元 1817 年写出《针灸逢源》，强调辨证取穴、针药并重，并完整地列出了 361 个经穴，其仍为今之针灸学教材所采用。

8. 针灸发展（民国时期）

民国时期（公元 1912 年—1949 年）针灸的发展，关系着针灸甚至整个中医的生死存亡。民国时期，政府下令废止旧医和取缔中医，导致中医发展仍受到严重阻碍。但在这一时期，许多针灸医生如承淡安、黄石屏、曾天治、李文宪、陆瘦燕等，仍在为保存和发展针灸学术作出不懈努力。著名针灸学家承淡安先生为振兴针灸学术作出了毕生贡献。他在长期艰辛动荡的环境中，创办针灸教育，成立了"中国针灸学研究社"，招收学员，培养了大量针灸人才。同时开设诊所，合办中医学校，自编教材，著书立说，推广针灸学术思想。其一生著作颇丰，代表作有《中国针灸治疗学》《中国针灸学讲义》《历代名医诊断录要》《伤寒针方浅解》等。在此时期，中国共产党领导下的革命根据地，明确提倡西医学习和应用针灸治病，在延安的白求恩国际和平医院开设针灸门诊，开创了针灸正式进入综合性医院的先河，这些举措为新中国针灸学术的全面继承起到至关重要的作用。

9. 针灸发展（中国人民共和国成立以来至今）

自 1949 年中华人民共和国成立以来，随着国民经济和科学技术的飞速发展，针灸的临床、科研和教育的规模和质量得到了前所未有的提高。

1949 年 11 月 1 日，中央人民政府卫生部正式成立，下设医政局管理中医及针灸工作，发原则制定中医政策，并采取了一系列措施发展中医事业。50 年代初期，卫生部在全国各地建立中医医院，成立针灸研究机构，整理出版古医籍，开展针灸文献、临床和机制的而研究。随后全国各地相继成立了针灸的研究、医疗、教学机构，从此以后《针灸学》列入了中医院校学生的必修课。1958 年针灸工作者在针刺镇痛的基础上首次提出了"针刺麻醉"的概念，创立了针刺麻醉方法。针灸应用与时俱进，发展特色针灸疗法如穴位埋线、耳针、电针、水针等，使得我国的针灸技术得以迅速全面继承和发展。针灸研究学者还对针灸的临床疗效进行了系统观察，并将经络理论与结合现代生理学、生化学、免疫学等相结合，通过临床研究与机制研究证实了针灸疗法在内、外、妇、儿、骨伤、五官等系统疾病中的疗效及安全性。

发展篇

现状纵横

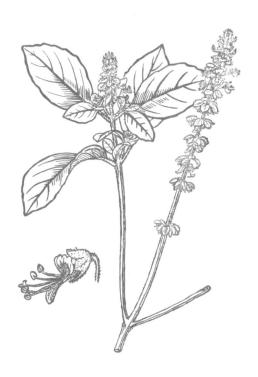

一、针灸在国内的发展现状

1. 国内针灸院校有哪些

目前我国有高等中医药院校 44 所，其中独立设置的高校 24 所，均开设有针灸推拿专业，学制 5～8 年，其中有 5 所中医药高等院校的针灸推拿专业为国家二级重点学科。拥有针灸推拿博士学位授权点 23 个，硕士学位授权点 36 个。此外，开设针灸推拿专业的西医高等院校 10 所，非医药高等院校 6 所，专门的针灸科研机构 7 所。本、专科层次培养规模稳步增长，能基本适应社会对中医针灸健康服务的需求。

2. 针灸的专业排名如何

在 2018 年针灸推拿本科专业排行榜中，北京中医药大学雄踞排行榜榜首，天津中医药大学、上海中医药大学紧随其后，并列第二。

3. 我国中医院校对针灸专业学生主要的培养方式是什么

针灸推拿专业学生不仅需要学习《黄帝内经》《伤寒论》等中医经典，还需要学习《经络学》《刺灸学》等专业课，来塑造学生在整体观念指导下的辨证论治中医思维，要求学生深入临床实践，去各大医院和医疗机构实习，以提高他们的实践技能和素养。

4. 针灸专业推拿专业的就业前景如何

就学历而言，拥有本科学历者，通常在县级医疗机构工作；硕士学历者，有机会在市级的医院从事科研工作或相关职业。在就业方向上，毕业生能在各级中医院、中医科研机构及综合性医院的针灸科等部门从事针灸、推拿医疗等医疗活动或科研工作，也可选择在高等院校担任教育教学工作。有人发现，针灸对白种人的疗效似乎优于我们黄种人，所以现在在欧美地区，针灸治疗备受推崇。

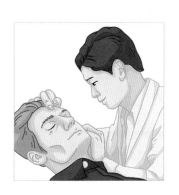

5. 国内针灸有哪些学术流派

我国针灸流派大致分为古代针灸流派和现代针灸流派。

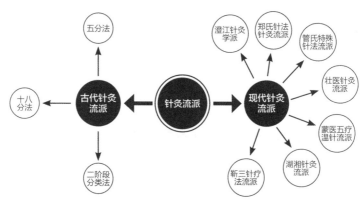

针灸学术流派

6. 古代针灸流派划分为哪些

古代针灸流派主要包括梁保义、郑桂英的"五分法";魏稼、高希言的"十八分法";谭源生的"二阶段分类法"。"二阶段分类法"将针灸学术流派划分为古代、现代两个阶段,古代针灸学术流派有诊脉刺脉派、黄帝明堂派、针刺手法派、刺络放血派、重灸派、按时取穴派。

7. "五分法"流派是什么

"五分法"将我国针灸划分为攻泄、温补、调气、理论文献整理和综合五大学术流派。攻泄学派的特点是力主攻泄，善用粗针放血；温补学派的特点是善用灸法温补，治病宜以"保扶阳气为本"；调气学派的特点是善用毫针调气，认为针刺"得气"与"气至病所"是针刺治病的关键；理论文献整理学派的特点是在针灸理论文献的整理上卓具成效；综合学派的特点是在针灸临床上主张针灸并举，药物相须。

8. "十八分法"是什么

"十八分法"这一概念主要体现在《针灸流派概论》一书中，包括经学、经穴考订、穴法、手法、重针、刺营出血、重灸、贴穴、炼脐、急症、热病、外科、儿科、妇科、喉科、虚劳、针药并重、中西汇通十八大流派。

9. 现代针灸流派的划分为哪些

现代针灸流派主要划分为澄江针灸学派、郑氏（郑魁山）针法针灸学术流派、管氏特殊针法学术流派、桂派中医大师黄瑾明壮医针灸流派、蒙医五疗温针流派、湖湘针灸推拿学术流派及靳三针疗法流派。

10. 澄江针灸学派是什么

澄江针灸学派是 20 世纪 30 年代以来，在中西医冲突、汇通与交流的社会背景下，由著名中医学家、针灸教育家、南京中医药大学首任校长承淡安先生所倡引，以苏南地区为中心，辐射全国乃至欧美地区的中医流派。澄江针灸学派是现代针灸学科体系、针灸高等教育体系与现代针灸科研体系的奠基力量。澄江针灸学派的学术力量现仍然活跃在海内外医疗与教育机构，其学派的中坚力量仍致力于进一步拓展针灸学术影响，推动推动针灸学教育与科研的进步。

11. 靳三针疗法流派是什么

靳三针疗法，是以靳瑞教授为创始人的"靳三针"组穴配方为主的一种临床针灸处穴流派。它取穴简单、方便、易于学习，便于临床操作且实用有效。靳三针是指每次选取三个穴位进行针刺的治疗方式，由靳瑞教授所创，故称之为靳三针。经其弟子彭增福博士整理而成的《靳三针疗法》刊出以后，引起了大众的广泛讨论。靳三针疗法也因此多年前就被批为国家中医药管理局医学继续教育项目。

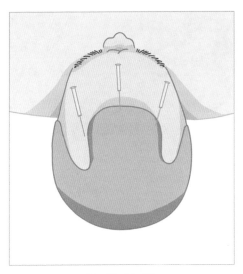

靳三针: 智三针

12. 国内针灸国医大师有哪几位

2010年11月16日,联合国教科文组织将中医针灸列入"人类非物质文化遗产代表作名录",并确认了四位全球公认的中医针灸代表性传承人:程莘农、贺普仁、郭诚杰和张缙。其中,郭诚杰治疗乳腺增生有神效;张缙治疗寒证有一绝;程莘农教授的三才针法能起死回生;贺普仁的火针疗法被誉为"天下第一针"。

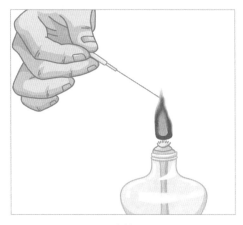

火针

 13. 中国针灸科研总体情况如何

　　截至 2020 年，针灸推拿学科获国家重点基础研究发展计划（"973 计划"）项目资助共 9 项，拥有首席科学家 7 人（分别为梁繁荣、吴焕淦、朱兵、许能贵、韩济生、王之虹、熊利泽）。

　　刘保延教授的研究团队关于电针治疗压力性尿失禁的研究成果首次刊登于国际顶级期刊《美国医学会杂志》（JAMA）。此外，《自然》（Nature）期刊也发表了题为《为什么针灸可以降血压》的文章。这些杂志刊登针灸研究，标志着国际对针灸疗法的认可。现如今，针灸诊所在美国遍地开花，美国的针灸师数量比 20 年前增长了 257％。美国一项新法案首次将针灸疗法纳入医保，旨在降低美国人对阿片类药物的依赖。

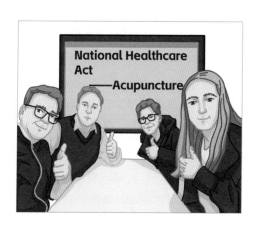

14. 针灸如何与现代理工学结合发展

随着现代理工学发展，针灸器具也随之结合进化，人们发明出了多种新型针灸器具。

针灸与热结合出现了内热针。它操作时可在针体的发热区（对应人体内软组织层）产生 38～60℃的连续可调的温度，而针皮点和针皮点以上部分保持常温状态。这种经过改良的针具在治疗各种疼痛类疾病方面得到了广泛应用，疗效显著。

针灸与电结合出现了电针，当毫针刺入腧穴得气后，在针具上通以微量脉冲电流，这种电流会引起局部肌肉产生有节律的、不自主的跳动，激发经络之气，用于治疗各种疾病。

针灸与光结合出现了激光针。科学家研究发现，微细的激光束能透过皮肤和皮下组织，达到与传统金属毫针刺入穴位相同的深度，故可认为激光具有"光针"的作用。同时，激光不仅能够刺激穴位，还能向穴位输送低能量，产生微热作用，这与"温针"或"光灸"的效果相似。

针灸与声波结合出现了超声针灸，其原理为利用超声波产生的声能、热能等作为刺激手段，以治疗各种疾病。超声针灸在缓解痛证和治疗炎性反应方面的效果较好。

针灸与磁结合出现了磁圆梅针。它与梅花针相似，主要作用于表皮层。研究表明磁场具有降低氧自由基、抵抗炎性渗出、降低全血黏度等作用，对治疗各科病证都具一定效果。

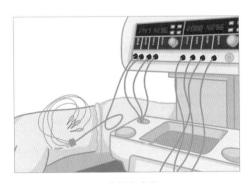

内热针治疗仪

15. 针灸的智能化发展如何

人工智能技术的迅猛发展正推动针灸诊疗技术不断向数字化、信息化、智能化迈进，为针灸技术的传承与革新创造了广阔的发展空间。那么目前有哪些智能设备已经投入使用？未来某一天是否会有机器人给我们扎针灸呢？

智能针灸设备:智能电针治疗仪能够科学精确地将针刺手法的关键要素与电刺激信号的参数建立起一一对应的映射关系,实现波形参数频率、幅值等的调节,从而通过电信号的变化来模拟针刺手法的操作效果。此外,智能电针治疗仪还可模拟中医针灸的12种行针手法(平补平泻、捻转泻法、提插补法、徐疾泻法、青龙摆尾、苍龟探穴、捻转补法、摇法、刮法、颤法、弹法、飞法)。

智能艾灸仪采用微电脑控制技术,智能化地调节艾炷的方位和进气量等关键参数,实现了对温度、时间等参数的精确控制。此外,它还具有多重安全保护功能,如过温保护、过流保护等,确保使用过程的安全可靠。同时智能艾灸仪还支持手机远程操控,方便用户随时随地控制仪器,轻松实现单人艾灸操作。

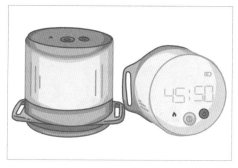

智能艾灸仪

针灸机器人:智能针灸机器人结合了机器人技术、传感技术、数据采集和处理技术等多学科知识,使其能够进行准确、无痛、高效的针灸治疗,是针灸智能化的集大成者。随着计算机、大数据、人工智能等技术的发展,针刺机器人的发展取得了阶段性成果。目前该领域正从四个方向进行突破:①智能选穴;

②穴位标定；③安全无痛进针；④针刺手法量化。

由于艾灸不需要刺破皮肤，使得机器人执行艾灸操作的安全性相较于针刺操作更高，因此更容易得到卫生组织和患者的信任。艾灸机器人结合人工智能和传感器技术，利用高精度激光传感器，确保机器人在艾灸过程中能够实现高动态响应和精准控温。同时机器人可提供空气吹灰和机械抖灰两种功能，可有效防止灸灰掉落到人体表面，避免发生烫伤事故，确保艾灸操作过程中的安全性和有效性。

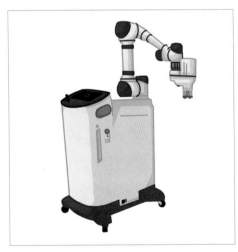

艾灸机器人

二、针灸在国外的发展现状

1. 针灸在日本发展情况如何

日本的针灸专门学校学制为3年，且全部为私立学校，规模较小，但却构成了针灸教育培养机构的主体。据悉，世界上只有日本的视觉障碍者被允许从事针灸行业。目前，日本的针灸医师人数约5万名，针灸按摩在日本不属于医疗行为。在日本，无论是规模大小的针灸按摩场所或机构，基本以私立医院为主，公立的则相对较少。

2. 针灸在马来西亚发展情况如何

马来西亚卫生部在2008年起开放了医疗领域的网络注册系统。有3大中医团体自行为属下医师进行注册，并发出年度行医执照（annualpracticing certif cate，APC）予注册医师。对于那些没有学历的医师，卫生部特别出台"祖父条款"和"日落条款"，另行规定。自2007年起，卫生部在政府医院设立了传统与辅助医药部门，至2014年，共有15家医院提供包括针灸在内的中医治疗服务。目前，多数中医师或针灸师在中药店坐诊、自己开诊所或在其他诊所工作。社会经济方面，针灸治疗费用不能由政府单位报销，私人费用报销取决于公司政策及老板与员工之间的协议。税务方面，针灸相关盈利被豁免个人所得税，但从 2015 年 4 月起，包括针灸在内的中医医疗服务，开始征收 6% 的消费税。这无疑增加了患者的经济负担。

3. 欧洲国家对针灸疗法有何立法规范

自 1970 年起，英国陆续成立了针灸师注册协会、英国医学针灸学会、英国针灸专业评审委员会等权威的专业团体，以此来规范针灸在英国的发展，并为针灸爱好者提供专业服务。2004 年，为了促进针灸的立法和管理，英国政府成立了英国中医管理委员会。

法国，作为对中国最友好的欧洲国家之一，针灸疗法一直是被法国政府认可 的医疗方式之一。1985 年，法国卫生部成立了针灸专门委员会，以此来规范和保障针灸行业的稳定持续发展。

1974 年德国成立德国中医研究所，是德国第一家中医研究机构。1978 年，德国"中医学会"成立。在德国，针灸师必须持有由德国针灸医师协会（DAEGFA）等行业协会颁发的执业证书，并且该证书须得到医疗保险公司承认，才可以持证上岗。

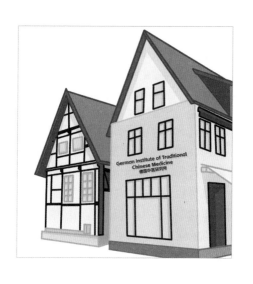

4. 在欧洲国家，针灸医师从业是什么情况

截至 2015 年，针灸已在 180 多个国家得到应用，针灸从业人员的业务水平不仅影响着针灸在全世界的发展，更关系到全人类的医疗保健状况。因此，更好地教育和培训针灸从业者显得尤为重要。

在法国，虽然政府规定只有持有正规医生资格的医生才可以进行针灸治疗，但是法国境内的大多数针灸师都没有获得正式医师的资格。而这并不影响针灸在法国的发展。

在德国从事针灸治疗的人有三类：海派克（仅学过 3 年医学，意译为治疗实践者）、德国西医生和中国针灸师。在德国，针灸师们每年要经过一定课时的针灸继续教育才可以维持执业资格，继续教育的方式多种多样，包括听针灸讲座、开展学术研究、赴中国参加中医院校举办的短期针灸进修培训等。由于教育背景和临床经验不同，针灸师的临床操作能力也参差不齐，这也导致公众对针灸的信任度和满意度也存在显著差异。

在瑞士，从事针灸治疗的专业人士可以分为四类：一类是与中国相关医疗机构合作，由中国选派的专业针灸师；另一类是在瑞士当地获得使用针灸许可的西医医师；第三类是接受过瑞士中医学校培训，并获得从业资格的瑞士居民；最后一类是以个人身份在瑞士短期工作的中国医生，以及早期被中国公派到瑞士，回国后又以个人身份返回瑞士工作并定居的人员。由于瑞士为全球最富裕的国家之一，工作薪酬较高以及社会福利优厚，加之中国本土针灸行业竞争激烈，不少年轻医师在积累一定的工作经验后，倾向于通过中介机构前往瑞士工作。

5. 在欧洲，针灸收费与医疗保险情况如何

西班牙实行全民医疗保险制度，不少家庭仍会选择购买私人医疗保险，用于在一些私人医院和诊所进行治疗，比如牙科诊所、美容诊所等，但是针灸治疗通常不在保险覆盖范围之内，只能自费。在西班牙，针灸收费为每次 40～150 欧元，这个价格也包含了拔罐和刮痧服务）。西班牙人均月收入在 1600 欧元左右，按 1 周进行 2 次最便宜的针灸治疗来算，每月至少需要支出 320 欧元。相对于当地居民的收入，针灸的治疗费用还是比较高昂的。

瑞士是整个欧洲在医疗保险方面最支持针灸的国家。根据2015年世界财经网的统计数据，瑞士的人均月收入高达6300美元（大约5528欧元），位居全球首位。在瑞士，针灸治疗的费用为每次140～300瑞士法郎（合129～276欧元），大部分接受针灸治疗的患者可以从保险公司报销70%～80%的费用。可见，尽管针灸治疗的收费高昂，但由于大部分费用可以得到报销，患者实际承担的费用较少，这也促进了针灸在瑞士的顺利发展。

德国的医疗保险公司有两种，一种是公立医疗保险公司，另一种是私人医疗保险公司，公立医疗保险公司承保的范围只针对西医疗法，部分私人医疗保险公司可以承保针灸疗法的治疗费，但是对于报销的次数有上限，且医疗保险公司对于针灸的治病范围有明确规定。在德国针灸初诊费大约为100欧元，治疗费每次为50～80欧元。据2013年欧盟统计显示，德国人均月收入在2500欧元左右，按1周进行2次最便宜的针灸治疗来算，每月需要支出至少400欧元，至少可以报销200欧元，从自费部分和收入之比来看，在德国针灸治疗的支出相对于欧洲其他大部分国家而言还是较少的，因而在德国选择针灸疗法的人数也在慢慢变多。

法国：法国的针灸诊所数量较多，收费较整个欧洲来说比较低廉。针灸治疗收费从每次20欧元到80欧元不等。根据2013年欧盟统计显示，法国人均月收入为2202欧元，按1周进行2次最便宜的针灸治疗来算，每月需要支出至少160欧元，但法国国家医疗保险能报销大部分的针灸治疗费，所以法国人只要花很少的钱便可以享受针灸治疗。

6. 针灸在非洲的发展如何

"一带一路"沿线及非洲的国家和地区中有37个（含我国的港澳台地区）承认针灸的合法地位。世界针灸学会联合会副主席梁繁荣说，"针灸在非洲很受欢迎，每年来中国学习针灸的13000多名留学生，大多数来自非洲。"世界针灸学会联合会近年来在非洲国家中医药针灸交流合作方面取得突破，与毛里求斯卫生部签订了合作协议，在毛里求斯、南非开展学术活动与人文交流，并已开展教育培训项目，取得了一定成绩。梁繁荣提到，成都中医药大学与莫桑比克共和国开展了教学交流，每年都会由中方派老师去非洲教针灸，给非洲带去中国传统的诊疗方法。成都的"网红黑中医"迪亚拉就是由成都中医药大学培养的，是中非中医合作的一个范例。

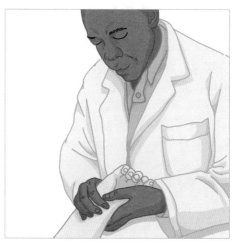

非洲马里的黑人中医迪亚拉在给患者号脉

7. 针灸在美国发展情况如何

中医药在 19 世纪 40 年代传入美国，但当时美国各界总体上对中医持排斥态度，所以中医药虽然传入美国已经有一百多年的历史，但是并没有真正被美国公众所接受。1971 年，国务卿亨利·基辛格为理查德·尼克松总统访华做准备，进行了先期访华，期间著名期刊《纽约时报》的记者詹姆斯·赖斯顿随行。后来赖斯顿先生意外患上了急性阑尾炎，随后他在当时的"反帝医院"（现在的北京协和医院）进行了紧急手术。手术非常顺利，但之后一段时间他一直忍受着副作用带来的疼痛。为了缓解他的痛苦，中国医生为他进行了针灸治疗。

1972 年尼克松总统访华结束以后，美国掀起了一股"中医热"，美国的一些刊物开始刊登介绍中医、针灸的文章，一些美国学者肯定了中医、针灸的独特疗效，并认为中医药可以在美国合法化。

据统计，针灸已经在全美 44 个州合法化，成为美国整合医学和医疗保健的一部分，有 44 个州颁布了独立的针灸法。美国加州在 20 世纪 70 年代将中医针灸进行了立法，从而使中医针灸诊所在加州实现了合法化。据不完全统计，全美中医诊所约有 5000 多家，其中近半数是非华裔开设。目前在美国从事针灸及其相关产业的人约 5 万，其中 2 万多为执照针灸医师，中医针灸诊所数量更多。在美国知名度比较高的美洲中医学院附设诊所，每年平均接待 2000 多名患者。篮球运动员科比也曾接受过针灸治疗，并给予好评。

全美有 80 多所中医学院，而且数量还在增加。但是，在西医药占主导地位的美国，中医被归为"补充替代医学"的范围，但仍受美国民众欢迎，在该体系中处于举足轻重的地位。

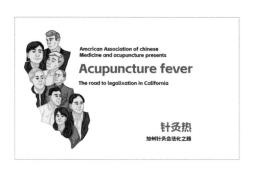

 ## 8. 针灸在加拿大发展情况如何

同早期美国一样，中医的发展遭到了西医的排斥，没有得到政府立法保护，处于非法地位。多年来，警察袭击了许多医疗人员，包括整脊医师、对抗疗法师、自然疗法师和针灸师。其中较为有名的一例是，1980年魁北克针灸师皮尔·安德烈·高林（Pierre Andre Gaulin）两次被上告法院，以医疗法中的"违法行医"和基于医疗界的不信任和不认可等罪名被定罪。1996年，卑诗政府宣布成立卑诗省中医师及针灸管理局，协会的宗旨为保护大众和监督这个专业。同年，颁发针灸师注册执照。卑诗省成为了全北美第一个将中医定义为医疗专业的管辖区，对中医和针灸医生均进行监管，这实际上也为中医医生的合法开诊敞开了大门，使该省成为中医、针灸疗法全面合法化的第一个省份。2000年，卑诗省府通过《中医师及针灸师法规》，明确为中医立法，并由针灸管理局扩大为卑诗省中医针灸管理局，使中医师、针灸师整合为一。2001年，卑诗省中医和针灸师地方法通过。

随后，2005年，加拿大安大略省议会通过中医立法第50号法案，被称之为加拿大中医针灸业界乃至北美中医领域的具有标志性的大事。法案包含中医的诊断权和处方权，中医可以独立开业和行医，其他行业从业者不能成为注册针灸师，只有中医药管理局之下的专业人员才可得到注册针灸师的头衔，这些人的资格可通过祖辈法或考试来取得。一旦获得安省注册资格后，也可在其他省份适用。中医立法使安省成为加拿大自卑诗省之后，第二个同时规管中医和针灸的省份。

9. 针灸在澳洲发展情况如何

中医药是在清朝随着中国移民传入澳大利亚的，当时仅有小部分华人应用中草药治病。20世纪60年代末，第一所针灸学院在新南威尔士州悉尼市创立。高夫·惠特拉姆（1971年）和理查德·尼克松（1972年）先后访华以后，官方对中国的中医文化，产生了极大的兴趣，认为中医针灸是一种有效的医疗保健措施。在这之后，针灸教育事业得到进一步发展，各中医针灸专业学术团体也纷纷在澳成立。20世纪80年代，中澳医学交流频繁，中国针灸专家与中医师纷纷被邀请到澳大利亚讲学，澳大利亚也派出在职医师到中国来学习深造。2014年11月17日，国家主席习近平与澳大利亚总理阿博特在首都堪培拉国会大厦出席并见证了西悉尼大学格罗夫校长和北京中医药大学徐安龙校长关于在澳洲建立中医中心合作协议的签订仪式。我国最高领导人为推广中医药在海外的传播，亲自在国际舞台上鼎力站台，力挺中医药在海外的发展，促进中医文化的广泛传播。

目前，全澳大利亚5个州、2个特别区建立了几十所中医药和针灸学院，但规模都不大。

在悉尼、堪培拉等华人较集中的区域，均可见一定数量的中医针灸诊所和中药店铺，维省潘淇医院还率先设立了针灸科。澳大利亚现有执业中医药师500多人，从事针灸的已经超过3000人。

近20年来，针灸在澳大利亚得到了迅猛发展，澳洲各省全部成立了中医、针灸联合学术组织。针灸的自然调节作用使厌恶西药或对西药有过敏反应的患者解除了病痛，耐受性极大提高。不久前，澳联邦政府副总理兼卫生部部长表示，支持中医师和针灸医师在澳大利亚注册。最近，维多利亚州卫生厅厅长玛丽·蒂昂亦正式表示，支持中医在澳大利亚注册，前卫生部部长李察信以及纽省卫生厅公共卫生副总监弗罗期特也均已表示支持对中医师、针灸师进行注册。中医药在澳大利亚的发展东风正盛。

🌿 10. 针灸在新西兰发展情况如何

1972年针灸受到新西兰西医界的关注，时年一名理疗师协会会员投诉另一成员Ray Young擅自使用针灸治疗病人，引起了西医学者们对针灸的重视。最终因缺乏相应的法律依据，医学伦理委员会免除了对Ray Young的处罚。直到20世纪70年代中叶，当时的卫生部长在访华时见识到了针灸的神奇疗效，针灸才被新西兰人民认可。1997年，几名本土针灸师成立了"新西兰注册针灸师协会"，以确保中医针灸在新西兰得到有序的发展。

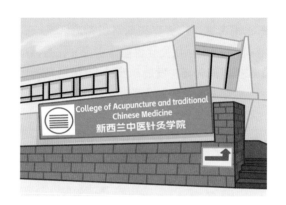

在这之后的20世纪80年代初，新西兰理疗师开始前往邻国澳大利亚更深入细致地学习针灸，并逐渐开展起由西医医生及理疗师执教的针灸入门课程。近年来又有华人、韩国人或其他族裔成立了各自的针灸团体，这也推动了中医针灸在新西兰的井喷式发展。

11. 中国与捷克针灸教育合作发展如何

近年来，捷克在布拉格、布尔诺、俄斯特拉发、奥洛穆茨、皮尔森等地相继成立了一些私人中医学院，由当地的中医或针灸讲师以及从中国大陆聘请的中医学或针灸学教授组成教学团队进行教学，完成课程并通过考试即可获得结业证书以证明学习经历。

2007 年帕拉茨基大学孔子学院成立，合作方为捷克帕拉茨基大学和北京外国语大学。孔子学院开设了系列汉语班、书法班等，并使用当地出版的教材《捷汉会话课本》，结合汉办赠送的多媒体音像资料，成功举办两届"汉语桥"世界大学生中文比赛、汉语水平考试，是捷克和斯洛伐克地区唯一的考点。至2009 年孔院组织了 20 余次文化讲座、中国文化月活动等，促进了中国文化在捷克的传播与发展。2016 年 10 月成都中医药大学教师汤朝晖、赖寒赴帕拉茨基大学开设中医课堂。

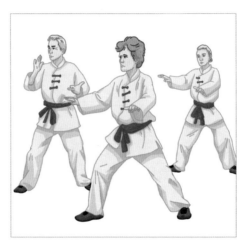

帕拉茨基大学中医课堂

12. 针灸教育在匈牙利发展如何

匈牙利针灸教育始于 20 世纪 80 年代，众多著名大学都开展针灸教育课程。匈牙利目前有四所孔子学院，2006 年罗兰大学与北京外国语大学合建的罗兰大学孔子学院；2012年赛格德大学与上海外国语大学合建的赛格德大学孔子学院；2013年米什科尔茨大学与北京化工大学共建的孔子学院；2015年佩奇大学与中国河北联合大学合建的中医特色孔子学院。孔子学院均开设有中医课程，教授针灸、太极等传统中医知识。2018年孔子学院总部／国家汉办发布函件正式批准天津外国语大学承办匈牙利德布勒森大学孔子学院。

1988年中匈联合开办的第一家中医／针灸诊所正式开业，开启了匈牙利中医针灸的新纪元。2014年中匈两国总理提出"长期合作协议"，建立中匈康复中心。2016年匈牙利岐黄中医药中心正式挂牌成立，由甘肃省卫生计生委和匈牙利东方国药集团联合组建，主要从事中医药临床医疗培训以及中药产品和器械在国外的推广，与匈牙利共同开发利用好中医药资源等工作。中心负责人陈震博士介绍说，中心成立一年来，通过全方位创新应用的中医药综合疗法治疗的患者达5300多人次，加上在布达佩斯及周边一些地区进行的义诊活动，至少接待了7000患者。精湛的医术和神奇的疗效赢得了患者的交口称赞，传统中医药文化的独特魅力日益深入人心，成为拉近这些国家人民和中国人民感情的一条重要纽带。

2016年世界针灸学会联合会中医针灸传承基地（匈牙利·布达佩斯）挂牌仪式，在匈牙利医学联合会总部举行，世界针灸学会联合会主席刘保延教授率学术专家团亲临布达佩斯为基地揭牌。作为全球第二家、欧洲首家世界针联中医针灸传承基地，这标志着中医针灸传承教育正式走进欧洲，对医学的发展与完善、人类的健康发展，具有重要的历史意义。

13. 针灸教育在美国发展如何

美国的针灸教育包括硕士教育、博士教育、博士后教育、继续再教育和师带徒教育5大种类，主要有4种形式：①针灸中医学院；②医学院里的针灸中医教育；③西医师的针灸中医继续教育课程；④NIH针灸中医博士后项目。在美国，针灸教育为专业教育，学生必须在完成本科教育的基础上才能学习针灸专业，硕士是基础教育，学制3～4年。针灸及东方医学教育审核委员会（ACAOM）是美国政府承认的，美国针灸教育的认证机构。目前通过ACAOM审核认证的针灸中医学校有62所，学校间学分可以互认和转换；加州有独立的针灸认证系统，加州承认的学校有36所，遍布美国的19各州。

2009年美国总统奥巴马访华期间首次宣布"十万强计划"，国务部长希拉里2010年正式将该计划签署为双边协议，目的在于加强中美在教育、体育等各方面的互动合作。2012年美国佛蒙特州（VIA）国际学校"美国十万强计划支持基地：上海大同中学校区"揭牌落成。

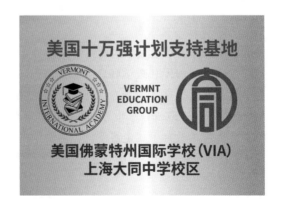

目前中医从业者在美国很多州是不能被称为医师的，而只能称其为中医针灸师。美国有 8000 多所中医针灸诊所，美国加州占据了将近一半的数量。而在加州华裔较多的地区如洛杉矶地区、新兴城市尔湾等，中医针灸诊所也分布尤为集中。《医学补充疗法》所刊登的研究数据显示，截至 2018 年 1 月 1 日，美国有执照的针灸师数量比 1998 年增长了 257%，达 37 886 名，相当于每 10 万美国人中有 11.63 名针灸师。针灸师数量名列前茅的州包括加利福尼亚州、纽约州和佛罗里达州等。

在美国，中医针灸诊所经营主要以个体独立经营模式为主。大部分独立中医针灸诊所规模比较小，通常是由 1 至 3 名中医针灸师组成，也有很多是由夫妻二人组成。独立经营者在美国很容易就可以向当地政府申请到营业执照。诊所通常选在商业街区或者医疗区域等人流量相对比较密集，且有充足停车区域的地方。

14. 中国与捷克针灸医疗合作发展如何

在捷克已开设近百家中医或针灸诊所，大部分由捷克西医从业者或中医爱好者登记开业，一般都聘有中国中医师坐堂提供中医药、针灸疗法方面的服务。捷克部分疗养院也聘有中医师从事按摩针灸等工作。

2015 年 6 月，由中捷两国政府支持的中医机构：捷克赫拉德茨 - 克拉洛维大学附属医院"中捷中医中心"正式成立，这是中东欧地区首家由两国政府支持、隶属于国立医院内部的中医中心。该中心由赫 - 克州立医院与上海中医药大学附属曙光医院合作，中方负责为中医中心提供人员和技术支持，捷方则负责提供运营场地和政策法规支持。出席中心揭幕仪式的中国国务院副总理刘延东为中医中心赠送礼品——中医穴位铜人。

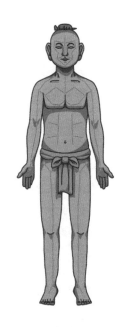

该中心不仅是中国在中东欧地区建立的第一个中医中心，而且也是医疗卫生界推动"一带一路"建设的第一个中医项目。该中医中心建立的目的是为患者提供诊疗服务，而且也向更多民众展示中华传统文化的魅力和当代中国的活力。

2015年12月，北京同仁堂中医门店在捷克布拉格开业，主要开展针灸推拿及中药治疗工作。北京同仁堂捷克有限公司的开业，为捷克民众防病治病、养生保健选择中医医疗服务提供了新的平台。

解惑篇

日常释疑

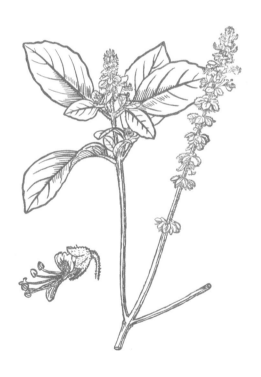

针刺痛不痛，有多痛，是每一位初次接受针灸治疗患者最关心的问题。

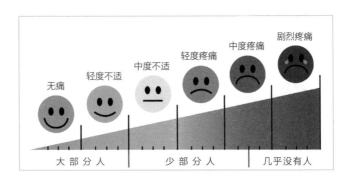

针刺疼痛与否及疼痛程度与以下几个方面有关。

针具的质量：好的针灸针针身光滑挺直，坚韧有弹性，针尖尖中带圆，圆而不钝，锐利适度，进针透皮时疼痛轻微。

医生的手法：一般来说，专业针灸医师针刺透过皮肤时，产生的痛感就像被蚊子叮了一口，是比较轻微的。

患者对疼痛的敏感性：疼痛敏感性是决定疼痛感受最重要的因素，个体对疼痛的敏感程度存在显著差异，越敏感的人疼痛感越强烈。

疾病的影响：临床上一些神经系统疾病可能会引起感觉变化。比如带状疱疹后遗神经痛和脊髓损伤等疾病，可能会使患者对痛觉异常敏感。即便在没有针刺治疗的情况下，患者也可能出现刺痛、抽痛等异常感觉，而在进行针刺治疗时，疼痛往往会更加明显。再比如脑卒中后患者可出现感觉减退，在进行针刺治疗时可觉疼痛轻微或无疼痛感。此外，周围性面瘫患者由于面神经麻痹，最初开始针灸时疼痛可能并不明显，有些患者甚至无疼痛感，针灸治疗几次之后，随着面神经感觉功能的恢复，疼痛感会逐渐明显。

针刺的部位：穴位所在部位肌肉丰厚，末梢神经分布相对较少时，疼痛轻；穴位在四肢末梢或肌肤浅薄或末梢神经分布相对较丰富的部位时，疼痛明显。一般来说，针刺面部、指尖等部位较腰骶、大腿、上臂等部位疼痛更加强烈。

 ## 2. 中小学课间为何坚持做眼保健操

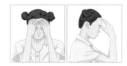

第一节 按揉攒竹穴

第二节 按压睛明穴

第三节 按揉四白穴

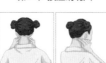

第四节 按揉太阳穴，刮上眼眶　　　第五节 按揉风池穴

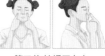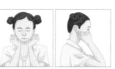

第六节 揉捏耳垂，脚趾抓地

眼保健操是一种旨在维护眼部健康的保健体操，主要是通过按摩眼部及头部穴位，达到改善眼部疲劳，预防近视的作用。研究显示，每天做两次及以上标准的眼保健操，能够有效预防儿童和青少年近视。

眼保健操共分为六节，第一节按揉攒竹穴；第二节按压睛明穴；第三节按揉四白穴；第四节按揉太阳穴，刮上眼眶；第五节按揉风池穴；第六节揉捏耳垂，脚趾抓地。

前四节动作涉及的四个穴位位于我们的眼睛周围，按摩这些穴位能够有效放松眼睛周围的肌肉，改善眼部血液循环，缓解眼部疲劳。第五节中风池穴位于头后部，按揉风池穴不仅可以减轻颈部及头部酸痛，还能进一步缓解眼部疲劳。第六节中耳垂的中央，在中医理论中被认为属于耳穴中的眼穴区；而肝开窍于目，对应四趾，脚趾与人体的脏腑经络相通；因此揉捏耳垂和脚趾抓地的动作能够将人体脏腑的精气输注至眼睛，起到保护眼睛的作用。

国家疾控局在 2022 年发布消息称，我国儿童青少年总体近视率高达 51.9%，居世界第一。其中小学为 36.7%，初中为 71.4%，高中为 81.2%。《近视管理白皮书（2022）》中也指出，儿童青少年近视问题是目前我国面临的重要社会问题之一。因此孩子在学习中要特别注意避免近距离、长时间用眼，适当增加户外活动时间，培养良好的用眼习惯。在整个学习成长过程中，家长也应密切关注孩子的眼部健康情况。

🌱 3. 怀孕期间能不能进行针刺治疗

妇女怀孕的前 3 个月，是胎儿流产的高发期，一般不宜针刺小腹部。怀孕 3 个月以上者，一方面胎儿已初具人型，在子宫中的体积已有拳头大小；另一方面腰骶部为盆丛神经发出的地方，刺激该位置后会刺激到盆丛神经，同样可影响子宫；因此腹部和腰骶部均不宜针刺。还有一些肢体上的穴位，如合谷、三阴交、昆仑、至阴等具有活血通络功效的穴位，在怀孕期间也是禁止针刺的。

随着胎儿的发育，胎儿及其附属的胎盘、羊水等重量逐渐增加，孕妇腰部的负担也越来越重。重心逐渐前移，骨盆出现前倾，由于腰椎的前凸，受力会集中到腰椎的后侧，容易形成慢性损伤而造成腰痛，称之为"妊娠腰痛"。当孕妇出现腰骶部酸痛不适的症状后，虽然不能在腰骶部实施针刺，但可以选择肢体上如委中、承山、飞扬等穴位，这些穴位位于人体膝关节及以下，针刺后同样可以起到舒筋活络、缓解腰部疼痛的作用。这是因为腧穴具有远治作用，也就是我们常说的"经脉所过，主治所及"，说明穴位不仅可以治疗其所处位置的病证，还可以治疗穴位所在经脉循行所达部位的病证。

此外，在整个怀孕过程中，孕妇应该及时调整自己的坐姿、站姿、睡姿，比如穿着平底鞋以保证重量在脚部能均匀分配，人体重点尽量在正中间不要前倾；落座时保证背部挺直，最好利用靠垫支撑腰背部；睡觉时采用左侧卧位，利用抱枕支撑以减少腹部和腰骶部不适。同时还要避免久坐、久站及弯腰等劳累的活动，更要注意保持充足的休息和愉悦的心情等。在怀孕后期，推荐选择专业的手法治疗来缓解腰痛。

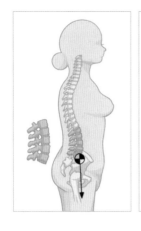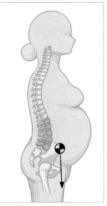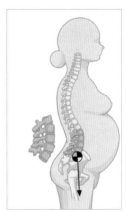

4. 女性月经期可以针刺吗

　　女性月经期属于一个特殊时期。经期由于大量经血的排出，有关脏腑、经脉的气血较弱，对外界环境的适应性下降，对外来刺激的抵抗力减弱。目前关于女性经期是否适宜针刺治疗的争议较多。针灸教材注明月经规律的女性在经期最好不要进行针刺，而月经不调、痛经的患者为了调理身体是可以进行针刺治疗的。部分针灸医师持女性月经期不能针刺的观点，这在一定程度上限制了针刺疗法的临床应用。另一方面也有人认为不存在经期针刺的禁忌，女性经期都可以施行针刺治疗，关键是要掌握好选穴和针刺操作要点。

　　传统针刺疗法遵循的"因时制宜"的治疗原则，提倡要根据疾病发作的规律择时针刺。如痛经、经期身痛、经期乳房胀痛等具有按月发作疼痛的典型特点，因此月经来潮前及行经时正是针灸发挥调节气血作用的最佳时机。还有月经提前、月经推迟等病证亦可根据病人的病情特点选取相应穴位辨证针刺。这些都说明经期是可以进行针刺的。

5. 女性月经期可以艾灸吗

艾灸是利用艾绒或者艾条在体表腧穴或病变部位进行烧灼、温熨，借助灸火的温和热力和药物的作用、腧穴的功能，通过经络的传导，起到通经活络、行气活血、去湿逐寒、消肿散结、回阳救逆、扶正祛邪的作用，达到治疗疾病和保健目的的一种外治法。经常进行艾灸不仅能增强身体的免疫功能，提高机体抗病能力，而且具有很好的养生功效。女性在月经不调、痛经时，适当进行艾灸对调理月经是有一定好处的。因此，一般情况下，女性月经期是可以艾灸的。但是经期是女性的特殊时期，在艾灸的时候还需一些注意事项，所以说经期艾灸要因人而异，用中医的话来讲，就是要因人制宜，辨证施治。

比方说，有些女性月经量少，经期艾灸可以利用艾灸活血化瘀、舒经通络的功能，来促使经量加大，排除体内的一些瘀阻，以达到治疗疾病的目的。而有些人月经量多，如果此时艾灸，活血化瘀的功能会导致经血更多，因此这类人不宜在月经期艾灸。又比如，对于寒凝经脉、气滞血瘀的痛经以及虚寒性崩漏等，均可使用艾灸温经通脉进行对症治疗。而对于实热证患者，月经期不宜艾灸。功能性子宫出血属虚寒证者，也可进行艾灸。因此对于女性月经期是否可以艾灸这个问题，不能肯定的说经期不能艾灸，也不能说经期肯定能艾灸，要根据患者的具体情况而定。

🌿 6. 常用的保健穴有哪些

人体全身有 52 个单穴，309 个双穴和 50 个经外奇穴，每个穴位都有着独特的作用，通过按揉和刺激一些穴位可以达到养生保健的作用。

(1) 常按足三里，胜吃老母鸡。

足三里: 位于足阳明胃经，小腿外侧，犊鼻下 3 寸，距胫骨前缘一横指。

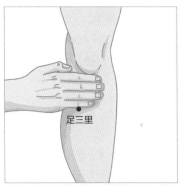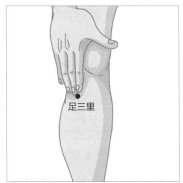

简易取穴方法: 将手掌的大拇指打开，包住同侧膝盖，虎口对准同侧髌骨外缘，大拇指抵住髌底，其他四指并拢垂直向下，中指尖所在位置即为足三里。

俗话说"常按足三里，胜吃老母鸡"，足三里是中医界所公认的养生保健第一大穴。从中医角度来看，脾胃为后天之本，足三里是调理脾胃气血的重要穴位，因此又称为"长寿穴"。

(2) 女子要不老，长按三阴交。

三阴交: 位于足太阴脾经，小腿内侧，内踝尖上 3 寸，胫骨内侧缘后际。

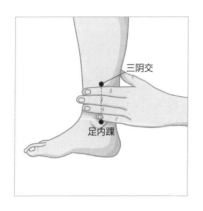

简易取穴方法: 将手四指并拢放在小腿内侧，小指边缘放置于内踝最高点，食指上缘，胫骨内侧缘后即为三阴交。

俗话说"女子要不老，长按三阴交"，三阴交被称之为"妇科圣穴"，是最常用的治疗各类妇科疾病的重要穴位。"三阴交"即为肝、脾、肾三条阴经相交会的地方，因此三阴交可以用来治疗肝、脾、肾三脏失调而引起的各种病证。

(3) 关元: 玄之又玄，众妙之门。

关元: 位于任脉，当前正中线上，肚脐下 3 寸。

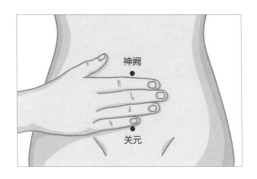

简易取穴方法: 将手四指并拢放在肚脐下,食指边缘对准肚脐下边缘,小指下缘,人体正中即为关元。

关元,"关"即为门,出入的地方。"元"即为人体之本,即人体之本元阴元阳出入交汇的地方,可以培补元气。关元位于任脉上,对气血有很强的补益作用,在治疗妇科、脾胃、肝胆、肾脏疾病中应用都非常广泛,是一个非常重要的强壮保健穴。

(4) 若要人安乐,涌泉常温暖。

涌泉: 位于足少阴肾经,足底第2、3趾趾蹼缘与足跟连线的前 1/3 与后 2/3 的交点处。

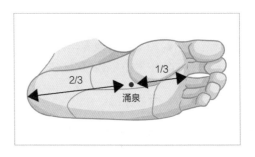

简易取穴方法: 将脚趾向足底心卷时足底心最凹陷的地方即

为涌泉。

我国古代著名医书《黄帝内经》中记载:"肾出于涌泉,涌泉者足心也"。从中医角度来看,肾为先天之本,是人体先天之精气生成和储存的地方,与我们的生命息息相关。经常揉搓涌泉,保持足底心温暖,不仅可以起到补肾壮阳、强筋壮骨的作用,还可以防治哮喘、失眠、头痛、耳聋、耳鸣、便秘等病证。

(5) 命门:留住青春的不老穴。

命门: 位于督脉,第 2 腰椎棘突下。

简易取穴方法: 四指朝前,大拇指朝后,两手叉腰,大拇指与食指平齐,食指往上抵住第 11 肋骨下端边缘,两手大拇指相接触位置即为命门。

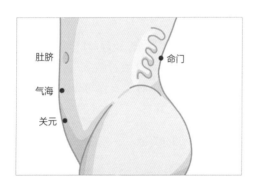

"命"为人的根本,"命门"即为人之根本出入交会的地方。经常揉搓命门可以强肾固本、温肾壮阳。现代研究显示,通过揉搓命门可以调节人体内激素的分泌,起到延缓衰老的作用,因此命门也称为"不老穴"。

(6) 肾俞：补肾的开关。

肾俞：位于足太阳膀胱经，第 2 腰椎棘突下，后中正线旁开 1.5 寸。

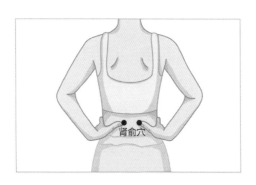

简易取穴方法：食指和中指并拢，两指宽度为 1.5 寸，按照命门简易取穴方法找到命门后，左右各两指宽度即为肾俞。

《扁鹊心书》中记载"肾俞二穴，凡一切大病于此灸二三百壮。"所以，在日常保健中，艾灸肾俞穴是十分重要的。艾灸肾俞对于男性可以补肾壮阳，对于女性可以补肾调经。艾灸肾俞还可以治疗怕冷、耳鸣、耳聋、人体虚弱等病证。

(7) 内关：一切内症的关键。

内关：位于手厥阴心包经，腕掌侧远端横纹上 2 寸，掌长肌腱与桡侧腕屈肌腱之间。

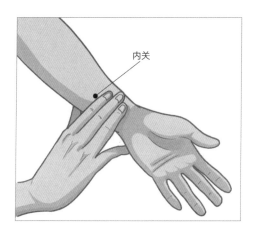

内关

简易取穴方法: 手掌朝上，找到腕横纹，然后将另一只手的食指、中指、无名指平齐，从腕横纹处往上量取，无名指平齐腕横纹处，食指上边缘，手臂的中央即为内关。

俗话说"一切内症针内关"，说明内关穴对于一切内脏疾病都具有一定的防治作用。在日常生活中，恶心、呕吐、心慌、胸闷、呼吸不畅、晕车等症都可以按揉内关。

7. 哪些穴位不宜针刺

针灸疗法是一种具有一定创伤性的非药物疗法，在科学水平相对低下的古代，针具相对较粗，加之对人体精细解剖知识的缺乏，导致出现各种各样的针灸意外事故，风险性相对较大，故在古书中记录了诸多禁针的穴位。现在临床上大多数已解禁，但仍有一些特殊穴位是禁针刺或慎针刺的。

乳中穴：虽在一些古籍中有关于针灸乳中穴的记述，如晋代的《肘后备急方》中记载："治卒癫，可灸三壮"；又如《铜人针灸腧穴图经》提到："可微刺三分"。表明乳中穴并非针灸绝对禁忌。但现代研究中未见针灸乳中穴的报道，乳头神经密布，针之甚痛，未见有医家主张针灸该穴，仅作为体表定位的标志。

神阙穴：《针灸甲乙经》中明确指出："禁不可刺，刺之令人恶疡溃矢出者，死不治。"现代医家也指出，神阙穴位于肚脐中央，消毒存在困难，禁止针刺，可灸。因此神阙穴多用隔姜灸、艾灸等操作方法。

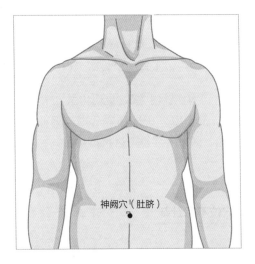

神阙穴（肚脐）

孕妇禁针穴：合谷、三阴交，据记载此二穴能使孕妇堕胎，现代研究也证明合谷配三阴交存在一定的催产作用。有资料显示，经期针刺该二穴可引起阴道出血；也有病例记载在辨证准确的情况下针刺不会有副作用，但使用仍需谨慎。此外，还有至阴、昆仑、缺盆、肩井等穴，针刺会引起子宫收缩，从而导致流产，因此在妊娠期禁针刺。

小儿禁针穴：囟会。8岁以下小儿，囟门尚未生长闭合，此情况下针刺囟会会损伤大脑，故禁针。

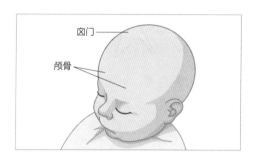

8. 人在哪些情况下不宜针灸

针灸以其确切的疗效，成为世界流行的一种重要的治疗和保健方法。但是针灸疗法并非适合所有人。那么，人体在什么情况下不宜进行针灸治疗呢？

精神过度紧张：患者惧怕疼痛，特别是初次接受针治者，容易出现精神过于紧张的情况，此时不宜进行针刺。应在针刺前与患者做好解释工作，消除患者紧张情绪，待患者放松后再进行针刺治疗。

凝血功能障碍：当患者存在血友病、血小板减少性紫癜、长期服用抗凝药物等情况时，不宜进行针刺治疗，以免造成出血不止。

皮肤异常情况： 当患者出现皮肤破溃、感染、瘢痕、肿瘤等情况时，局部不宜进行针刺治疗，以免导致皮肤异常的情况加重。

过饱、过饥、过劳等：《素问·刺禁论篇》中的记载，"无刺大醉，令人气乱；无刺大怒，令人气逆；无刺大劳人；无刺新饱人；无刺大饥人；无刺大渴人；无刺大惊人"，就明确指出大醉、过劳、过饱、过饥等情况均不宜进行针刺治疗。

特殊疾病患者： 发热患者，一般不宜用艾灸法治疗，因为艾灸疗法有助阳升热的作用，可能会导致病情加重；高血压处于剧烈波动期的患者，对外界的刺激比较敏感，应慎用针灸疗法，容易引起脑血管意外。

9. 艾灸的注意事项有哪些

(1) 施灸要循序渐进，初次使用灸法时要注意掌握好刺激量，先少量、小剂量，如用小艾炷，或灸的时间短一些，壮数少一些。以后再加大剂量，不要一开始就大剂量进行艾灸。医者可将自己的手放在施灸部位外 2cm 处，以感知灸温的强弱，谨防烫伤患者皮肤。

(2) 施灸时一定要注意防止落火，尤其是使用艾炷灸时更要小心，以防艾炷翻滚脱落，烧伤皮肤点燃衣物，特别是对于多动的小孩，应更加注意。

(3) 尽量选择在空旷的房间，或者空气相对流通、清洁干燥的房间中施灸，特别是对于有呼吸系统疾病或小孩等对艾烟比较敏感的人群。

(4) 施灸时应时刻关注患者的动态，定时询问患者身体是否舒适，一旦发现有不对劲的情况，要马上中止艾灸。

(5) 艾灸治疗期间，要避免进食生冷、寒凉的食物。三伏灸是我们常用的一种冬病夏治的方法，三伏天是一年中最热的时候，在此时进行艾灸治疗时要注意清淡饮食，禁食生冷、寒凉之品，避免用冷水洗手、洗澡等。

(6) 不宜将足三里当作小儿日常保健的艾灸穴。因为足三里有引气下行的作用，《类经图翼》说："小儿忌灸三里，三十外方可灸，不尔反生疾。"小孩处于生长期，是纯阳之体，生发之气旺盛，常灸足三里会使气下泻，反而可能导致生长发育迟缓、气血不和，易生病。中医讲究辨证论治，正常情况下小孩不宜灸足三里，但当小儿吃各种寒凉之物，导致体内寒湿气重，脾胃虚弱，这种情况下灸足三里也未尝不可。

10. 针刺一般要留针多长时间

很多人可能尝试过针灸，特别是一些有肩颈疾患的人，针灸缓解疼痛效果较好。有些针灸往往收费不低，但是针灸的留针时间却不长，很多人就觉得"好不容易扎一针，你就给我留针时间长一会儿，这样效果好"，事实真的这样吗？其实不然。留针是指针刺得气后将针置留于人体穴位上，以便运针，加强针感，达到对穴位的持续刺激。留针的目的是"待气"，针灸术语为"得气"，表现为麻、酸、胀、重的感觉。不论什么病证均用相同时间留针是不当的，首先中医讲究辨证论治，针灸也不例外，那依据什么确定留针时间呢？

《黄帝内经·灵枢·五十营》中记载："黄帝曰：余愿闻五十营奈何？岐伯答曰：……人经脉上下左右前后二十八脉，周身十六丈二尺，以应二十八宿，漏水下百刻，以分昼夜。故人一呼脉再动，气行三寸，一吸脉亦再动，气行三寸，呼吸定息，气行六寸；十息，气行六尺，日行二分。……一万三千五百息，气行五十营于身。"

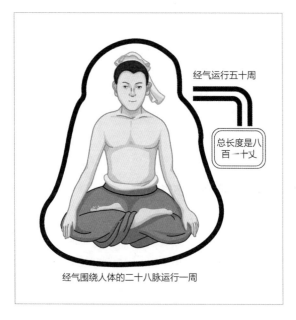

经气运行五十周

总长度是八百一十丈

经气围绕人体的二十八脉运行一周

上面经文的大概意思是人的经气如果能保证一昼夜运行五十个周次，人就能够享尽天然的寿命。一天是 50 周次，那每一周次是多长时间呢？ 50 周 =24 小时 =24×60 分钟 =1440 分钟。

所以经气运行一周的时间是 1440 分钟 /50=28.8 分钟 / 周。因此从针灸得气开始，经气循行一周是 28.8 分钟，所以留针时间就是 28.8 分钟。子午流注认为，经气循环一周全身时间是两刻钟，即为 30 分钟，所以从针灸得气，到经气循环一周 30 分钟，取针。所以子午流注理论认为针灸留针的时间是 30 分钟。到了现在，大部分针灸医生综合以上说法，针灸留针的效应时间是 30 分钟。留针期间，可以不行针，静置久留，也可以适当的施以各种手法，隔 10 分钟行针一次。

另外，留针时间也要视患者病情而定。一般情况下，寒证宜用补法，久留针；热证宜用泻法，不留针，若留针，时间宜短，5～10 分钟即可；虚证宜用补法，久留针；实证用泻按或刺血法，不留针，若留针，时间要短，5～10 分钟；急性痛症宜用重刺激，留针时间短；慢性痛证一般用轻刺激，久留针效果好，比如三叉神经痛、血管性头痛、肩周病、胃脘痛等痛症；寒厥与热厥均应久留针。寒厥是指患者阳气衰微，四肢不温，手足冷。热厥是指热盛所致阳气郁闭而引起的手足逆冷证。寒热厥证均因气机逆乱，气血阴阳不相顺接所致，久留针可以疏其气血，调其寒热。而慢性、顽固性、痉挛性疾病需长时间留针，如面肌痉挛、破伤风痉挛，留针应较长时间，这样疗效才好。

有些特殊针法（如头针、腕踝针等）可留针时间更长，甚至留针至一天及一天以上。总而言之，针灸的留针时间应该视具体病情斟酌。

11. 针刺可能发生哪些异常情况

针刺是一种安全可靠的治疗方法，但如操作不当、疏忽大意、或针刺手法不当等也可能导致针刺异常情况的发生，包括有晕针、弯针、断针、针刺导致血管损伤、针后异常感、刺伤神经系统、刺伤内脏、气胸等。

(1) 晕针是指针刺过程中患者发生晕厥的现象。一般由于患者情绪过于紧张，或体质虚弱，或过劳、过饱、过饥，或大汗、大出血后，或诊室环境闷热或太冷，或体位选择不当，或刺激手法过强等，均可能引起晕针。对于初次接受针治，或精神过于紧张的患者，首先要在针刺前做好解释工作，消除患者紧张情绪；对于体质虚弱、大汗、大出血后的患者采取针刺治疗时，一定要注意取穴宜少，刺激宜轻；对于过饱或过饥的患者可另则时间进行针刺治疗。一定要选择舒适的体位，保持诊室内环境适宜，针刺时手法得当。

(2) 弯针是指进针、行针或者留针的时候，发生针身弯曲的情况。一般是由于医生手法不当，或针下碰到骨骼等坚硬组织，或留在体外的针柄部分受到外力撞击，或进针后患者体位发生改变等所引起。要预防弯针的发生，首先要求医生手法熟练、轻巧，指力均匀，其次要求患者在接受针刺后保持体位不变，保护针刺部位。

(3) 断针是指在针刺过程中，针身折断在患者体内的情况。一般是由于针具质量差，或将针身全部刺入皮肤下，或留在体外的针柄部分受到外力撞击，或进针后患者体位发生改变等所引起，或弯针、滞针的情况未能及时正确处理。所以在针刺前作为医师，要仔细检查针具的完整性和牢固性；在行针过程中手法不能过强；针刺时不宜将针身全部刺入穴内；发现弯针、滞针的情况要及时处理，不可强行出针；同时要嘱咐患者在针刺后不能随便移动体位。

(4) 针刺导致血管损伤，包括有出血和皮下血肿两种情况。要预防针刺导致的血管损伤，医师要熟悉血管走行结构，避免行针手法过重，嘱患者在针刺后保持体位不变，还应在针刺前询问患者有无凝血功能障碍等疾病。

(5) 针后异常感是指针刺后局部遗留有疼痛、麻木、酸胀等不适的感觉。一般是由于针具质量差，针尖不够圆利，或行针手法太重；或留针的时间太长等引起。所以要仔细检查针具，在针刺过程中对医师手法的熟练度要求也非常高，要求手法轻巧、适当，根据患者病情把握留针时间。

(6) 刺伤神经系统，包括有中枢神经损伤和周围神经损伤。中枢神经损伤比较严重，可能危及患者生命。所以针灸医师对人体解剖结构一定要非常熟悉，要把握好进针的深度和角度。

(7) 刺伤内脏，在针刺胸、腹、腰背部穴位时，一定要注意内脏解剖位置。刺伤心脏时，可能出现剧烈疼痛，严重者甚至引起心脏出血而发生休克、死亡等危重情况。刺伤肝、脾时，可能造成内出血和疼痛。刺伤膀胱、胃、肠等，可引起急腹症。这就要求医师一定要熟悉并掌握好人体解剖结构，针刺时严格掌握危险部位的针刺角度和深度，行针幅度不宜过大。

(8) 气胸是指针刺胸、背、胁、腹等部位腧穴时针误入胸腔，刺入过深伤及肺脏，导致空气进入肺而出现胸闷、气短、呼吸困难，甚至休克等状症。要避免气胸的发生，也要求医师在针刺胸背部时严格掌握针刺角度和深度，熟悉人体解剖知识，避免伤及肺。

12. 癌症患者可以针灸吗

　　癌症病人是否可以针灸？针灸会不会引起癌症的转移扩散？是大多数癌症患者关心的问题。从目前的研究来看，针灸不仅不会引起癌症的复发、转移，反而会起到很好的抗癌作用。在正常情况下，人体的各种组织和脏器的活动都保持着有机的协调，也就是保持着阴阳平衡。当正气虚损，邪气乘虚而入，阴阳平衡遭到破坏，人体就会产生疾病。针灸可以通过调节人体内机制来调整阴阳，使阴阳得到平衡，达到扶正祛邪的目的。

　　经络阻滞、气血失调是肿瘤产生的一个重要因素。而针灸治病就是经络与脏腑在生理病理上相互影响的原理，在腧穴部位进行针刺或艾灸，运用补、泻手法，达到"通其经脉，调其血气"的作用，从而排除病理因素。此外，对于肿瘤患者来说，针灸还具有镇痛、改善放化疗不良反应、抑制肿瘤生长扩散等作用。

　　镇痛：疼痛是恶性肿瘤晚期的主要症状之一，因此缓解疼痛是提高患者生存质量的重要手段。如肝癌疼痛患者，针刺双侧足三里，可代替止痛药及麻醉药，无不良作用，见效快，作用持续时间长，并能改善症状，增强机体抗癌免疫功能；针刺主穴肝炎点、足三里配阳陵泉、期门、章门、三阴交治疗肝癌疼痛患者，止痛效果佳，止痛效果可达数小时。如肺癌患者，以孔最为主穴，实泻尺泽，虚补太渊，加刺阿是穴，可有效缓解肺癌引起的胸膈及上腋痛。

　　改善放化疗不良反应：放化疗在杀灭癌细胞的同时也杀死了大量的正常细胞，因此，患者治疗后都会有不同程度的毒副反应，例如：骨髓抑制、发热、消化道反应等，针灸能迅速缓解疼痛和放化疗副作用，提高机体免疫力，延长患者生存期，对于提高癌症晚期患者的生存质量起着不可或缺的作用。①针灸治疗骨髓抑制：如艾灸足三里、脾俞、肾俞等穴对防治化疗引起的外周白细胞减少症，有一定疗效；用温针足三里、三阴交，隔姜灸脾俞、肾俞、胃俞、膈俞，能够增强骨髓干细胞的分裂增殖，促进骨髓中幼粒合成粒细胞，增加白细胞数量。②针灸改善发热症状：有些化疗方案的化疗药物常可引起发热，发热后一方面患者身体消耗增加，另一方面发热出汗后又可引起尿少而加重肾脏负担以及水液代谢紊乱等，对晚期的肿瘤患者来说是一种严重的威胁，选择荥穴和大椎、曲池、合谷等穴，针用泻法，可退热止汗。③针灸改善消化道症状：主要表现有呕吐、厌食、腹泻等，如电针曲池、合谷、足三里、三阴交、内关、中脘、脾俞、胃俞等可有效改善放化疗后胃肠道反应。

抑制肿瘤生长扩散： 由于本病的特殊性，有关单纯针灸或者针灸为主治疗癌症的研究相当少，有研究发现运用温针治疗恶性肿瘤患者，主穴取关元、足三里、三阴交、血海等穴，选用石氏艾灸（补益型），可以改善患者的虚劳症状，明显降低白介素 -2 受体的水平，提高白介素 -2 的含量，对提高患者的生存质量，抑制肿瘤生长扩散有重要作用。

13. 针刺后为什么会出血

一般来说，针灸并不会导致出血。那为什么临床上会出现针刺后出血呢？原因有三点：

与针刺穴位的部位有关： 毛细血管分布丰富的部位，针刺时就比较容易出血，例如，相同情况下，太冲穴就比足三里、阳陵泉等穴位容易出血。尤其是四肢的井穴，更是作为点刺放血疗法的首选穴位。头面部也比腰背部更容易出血。

与医者的手法有关：行针的基本手法是提插和捻转，提插比捻转更容易引发出血，另外，行针手法粗暴也是引发出血的常见原因。

与某些疾病或者常服用某些药物有关：如出血倾向疾病的代表血友病，是要禁止针刺的。还有一些长期服用抗血小板聚集、抗凝药物，如阿司匹林、华法林、三七粉等药物的患者，针刺后也相对容易出血，而且止血时间也更长，取针后需要适量延长按压针孔的时间。

针刺后出现出血，我们应该做出以下处理：①针孔处冒血，如果是一滴两滴的，用棉签按压针孔1～2分钟即可；如果出血量稍大一些的会向四周流淌，用干棉球按压针孔三分钟左右。②针刺处皮下微量出血时，先压迫止血，避免继续出血；若局部形成小块青紫者，一般不必处理，可以自行消退；若局部肿胀疼痛较剧，青紫面积大而且影响活动功能时，在72小时内先冷敷止血，之后再做热敷或在局部轻轻按揉，使局部瘀血吸收消散。

14. 针灸后可以马上洗澡吗

首先讲针疗，临床上多采用毫针进行针灸治疗，创口较小，针孔能够迅速闭合，一般情况下，针刺2～3小时后患者即可洗热水澡，尽量避免接触冷水；建议采用淋浴方式，注意控制洗澡时间不宜过长，沐浴后迅速擦干身体，注意防风保暖，以防风邪和湿气进入穴位。如果患者接受了三棱针放血、火针、穴位埋线等治疗，由于这些方式造成的创口相对较大，为避免治疗部位的针孔接触水而发生感染，建议在治疗后间隔 24 小时再洗澡。其次再讲灸疗，临床上以艾灸治疗最为常见，艾灸治疗能够打开肌肤毛孔，促进人体气血运行，所以患者在治疗后要注意防风保暖，避免寒邪和湿邪侵袭。保险起见，也建议在灸疗结束 2～3 小时后再洗热水澡。

15. 艾灸后可以吹空调和电扇吗

艾灸时，不可以直接对着空调和电扇吹风，那么艾灸结束后呢？艾灸结束后，由于机体的穴位还没有闭合，所以也同样不能直接吹空调和电扇，以防风寒邪气从穴位孔隙侵入人体，从而引起生病。如果在三伏天艾灸后感到天气炎热、酷暑难耐，可以采取以下措施：第一，将空调温度调到 27℃ 以上；第二，将空调出风口调整朝上吹，缓缓降低室内温度，既能保证室内温度适宜，同时可以避免直接吹冷风。

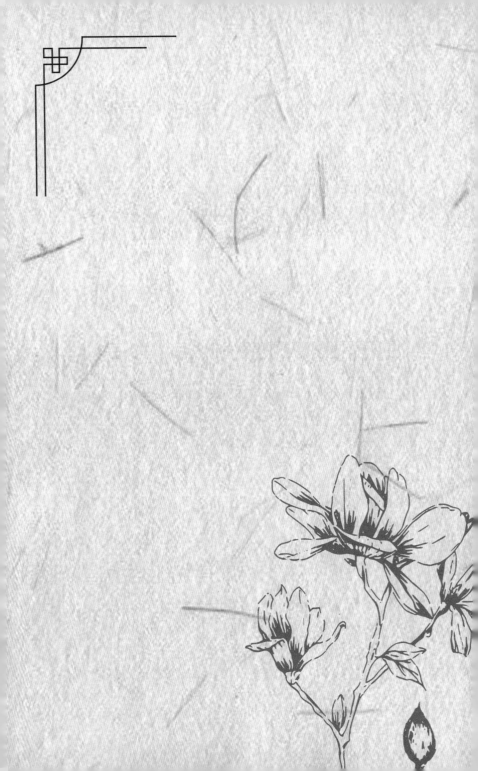

名医篇

大师风采

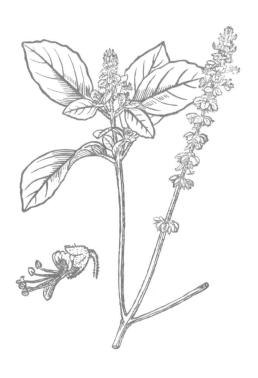

1. 张仲景

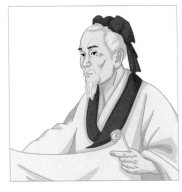

张仲景（约公元 150 年—154 年至公元 215 年—219 年），名机，字仲景，东汉南阳涅阳县（今河南省邓州市穰东镇张寨村）人。

生平：张仲景生活的东汉末年，是中国历史上一个极为动荡的时代，战乱绵延，疫病广为流行，再加上自然灾害频繁，死亡惨重，而府衙自顾不暇，为争权夺势，发动战争。这使张仲景从小就厌恶官场，轻视仕途，怜悯百姓，面对这种悲痛的惨景，激发了他"感往昔之沦丧，伤横夭之莫救"的感慨，并因此产生了著书立说、学医救民的愿望。汉桓帝延熹四年（公元 161 年），他 10 岁左右时，就拜同郡医生张伯祖为师，学习医术。东汉末期多举世家子弟，仲景承袭家门，在灵帝时（约公元 168 年—188 年），被州郡举为孝廉，进入官场。在建安年间（公元 196 年—219 年），被朝廷指派为长沙太守。为官期间，他仍用自己的医术，为百姓解除病痛，每逢农历初一和十五的日子，他的衙门前便聚集了来自各方求医看病的群众。张仲景专心研究医学，直至与世长辞。后人把坐在药铺里给人看病的医生，称之为"坐堂医生"，以此来纪念张仲景。

思想：张仲景提倡"勤求古训、博采众方"，"认真学习和总结前人的理论经验，并广泛搜集古今治病的有效方药，甚至民间验方也尽力搜集。他确立的"辨证论治"理论原则，是中医临床的基本原则，也是中医灵魂所在。

红星博士科普

医圣祠

科普内容：医圣祠，位于河南省南阳市城东温凉河畔，为东汉医学家张仲景的墓址所在地，现占地面积 12030 平方米，其中房屋建筑物面积 6669 平方米，含各式房屋 136 间。墓祠古建筑群占地 3200 平方米，建筑计有大殿、东西偏殿、过殿、拜殿、仲景墓、春台亭、秋风阁、行方斋、智圆斋、仁术馆、广济馆、仲圣堂、寿膳堂、山门、六角亭、医圣井、荷花池、历代名医塑像、东西碑廊、大门、汉阙等。馆藏器具文物100余件(套)，古籍书刊文献 1 万余册。

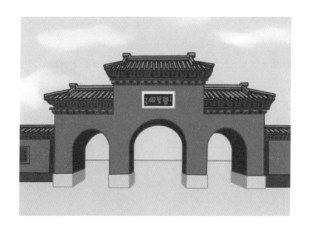

　　著作：张仲景经过几十年的奋斗，收集了大量资料，包括他个人在临床实践中的经验，写出了划时代的医学名著《伤寒杂

病论》。此书是中国第一部从理论到实践、确立辨证论治法则的医学专著，为我国中医病因学说和方剂学说的发展做出了重要贡献。张仲景的著述除《伤寒杂病论》外，还有《辨伤寒》十卷，《评病药方》一卷，《疗妇人方》二卷，《五藏论》一卷，《口齿论》一卷，可惜都早已散失不存。

影响：张仲景的医学理论对中国古代医学的发展和老百姓健康做出了巨大的贡献。他创立了理、法、方、药的辨证论治体系，对中医学的发展产生了深远影响，人们敬仰他的医术和医德，都尊称他为"医圣"。在河南省南阳市还为他修建了"医圣祠"。《伤寒杂病论》被后世奉为"方书之祖"，张仲景也被誉为"经方大师"。

2. 皇甫谧

皇甫谧（公元215年—282年），魏晋时期著名学者、医学家、史学家。幼名静，字士安，自号玄晏先生。安定郡朝那县（今甘肃省灵台县）人，后徙居新安（今河南新安县）。

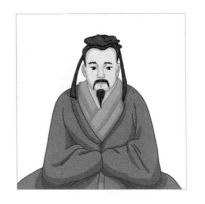

生平：皇甫谧出身于东汉名门世族，六世祖皇甫棱为度辽将军，五世祖皇甫旗为扶风都尉，四世祖皇甫节为雁门太守。曾祖皇甫嵩因镇压黄巾起义有功，官拜征西将军、太尉。然而，后来皇甫氏族渐趋没落，皇甫谧祖父皇甫叔献，当过霸陵令，父亲皇甫叔侯，仅举孝廉。皇甫谧出生后遂丧生母，家道衰落，他被过继给叔父，15 岁随叔父乔居新安。26 岁时（公元 241 年），以汉前纪年残缺，遂研习古籍，博采百家，对历史上的重大事件进行考证和补充，著《帝王世纪》《年历》等，名声渐起。皇甫谧一生文史作品流传千古、影响斐然，然而将他推举到"世界历史文化名人"巅峰的，却是他在医学方面的贡献。40 岁时，叔母去世，皇甫谧遂还故乡。42 岁时不幸患风痹症（风湿性关节炎），饱受疾病折磨，多方求医无果后，他开始悉心攻读医学书籍，并着重研究针灸，依照《黄帝内经》所著的针灸方法，给自己治病，并撰集《针灸甲乙经》。46 岁时，他已成为名声显赫的著名学者。后帝多次诏封，皆称病不就，终身不仕。61 岁时，著惊世骇俗的《笃终论》。68 岁时，《针灸甲乙经》正式刊行。公元 282 年，皇甫谧在灵台县独店镇张鳌坡村去世，其子童灵、方回尊其遗嘱，将他简葬于张鳌坡塬边。世人称之为"皇甫冢子"。

思想：皇甫谧对针灸穴位进行了科学的归类整理，采用分部和按经分类法，厘定腧穴 349 个，统一了穴位名称，区分了正名与别名，详述了各部穴位的适应证和禁忌，说明了各穴的操作方法，如针刺深度和灸的壮数。

著作：皇甫谧在总结吸收《素问》《灵枢》《明堂孔穴针灸治要》等古典医学著作精华的基础上，"究天人之际，通古今之变，成一家之言"，"删其浮辞，除其重复，论其精要"，并融合自身临证经验，写出了一部为后世针灸学树立了规范的巨著《针灸甲乙经》，对中华针灸学发展起了承前启后的巨大作用，被人们称做"中医针灸学之祖"，被列为学医必读的古典医书之一。唐代医署针灸科将其作为医生必修教材。日本法令《大宝律令》中明确规定将其列为医者必读书目之一。除此之外，他还编撰了《历代帝王世纪》《高士传》《逸士传》《列女传》《元晏先生集》等书。在医学史和文学史上都负有盛名。

影响：皇甫谧在针灸学史上占有很高的学术地位，被誉为"针灸鼻祖"，是中国古代十大名医之一。挚虞、张轨等都为其门生。后人为纪念他，在独店镇张鳌坡村修建了皇甫谧文化园。

3. 葛洪

葛洪（公元 284 年—364 年），东晋著名医药学家、道教理论家、炼丹家。世称"小仙翁"。字稚川，自号抱朴子。晋丹阳郡句容（今江苏句容）人。

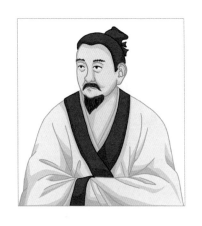

生平：出身江南士族，13 岁丧父，家境渐贫。以砍柴换回纸笔，抄书学习常至深夜，同乡人称其为抱朴之士。16 岁师从郑隐，潜心学道，同时习读《孝经》《论语》等儒家经典，儒道合一。晋永兴元年（公元 304 年），葛洪任将兵都尉，作战有功，被封为"伏波将军"。后因战争期间，故友为仇人所杀，绝弃世务，潜心修学。后东晋开国，多次迁咨议参军，洪皆固辞不就。咸和二年（公元 327 年），葛洪隐居于罗浮山，著书讲学，研究炼丹术和医学。葛洪一生著作颇丰，在山积年，后卒于东晋兴宁元年（公元 363 年），享年

81 岁。

思想： 葛洪一生从事炼丹和医学。他敢于疑古，突破迷信的社会风气，尊重实践事实。将道教炼丹与医学相结合，"古之初为道者，莫不兼修医术，以救近祸焉"，主张道士兼修医术，为后世急救学、传染病学、药学的发展做出巨大贡献。

著作： 葛洪在医学领域方面代表著有《肘后备急方》《抱朴子》《玉函方》等。《肘后备急方》，书名意指可以常常备在肘边（带在身边）的应急书，此书收集了大量急救用方，都是他在行医、游历的过程中收集和筛选出来的，堪称中医史上第一部临床急救手册。书中详细描述了急性传染病的诊断、治疗，在全国乃至世界范围内首次认识到了结核病、天花、恙虫病，为今后我国传染病学的发展奠定基础。其中使用狂犬脑组织治疗狂犬病，被认为是中国免疫治疗思想的萌芽，符合现代免疫治疗的基本原理，在一定程度上启迪了对于天花的预防接种。

《抱朴子》全书将神仙道教理论与儒家纲常名教相联系，开融合儒、道两家哲学思想体系之先河。此书不仅记录了许多特效药，如治疗关节炎的松节油，治疗皮肤病的铜青（碳酸铜），雄黄、艾叶用以消毒等，对许多药用植物做了详细记载，对后世药学发展产生巨大影响。在《玉函方》中，葛洪注重理论结合实践，阅读大量医书并搜集民间医疗经验，完成了百卷医疗著作，只可惜现已佚。

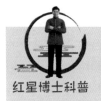

小知识：2021年中国女药学家屠呦呦，受葛洪所著《肘后备急方》中提及的"青蒿一握，以水二升浸，绞取汁，尽服之"影响，使她重新意识到其中提取黄花蒿内有效成分的玄妙之处，最终成功研制出"青蒿素"用于疟疾治疗，并获得诺贝尔生理学奖或医学奖。

4. 孙思邈

孙思邈（公元 581 年—682 年），京兆华原（今陕西省铜川市耀州区）人，唐代医药学家、道士；被后人尊为"药王"。

生平：自幼体弱，患"风冷病"，耗尽家财。立志于学习经史百家著作，尤热衷于医学知识。青年时期即开始行医乡里，并有良好的治疗效果。

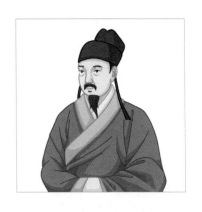

他对待病人，不管贫富老幼、怨亲善友都一视同仁，无论风雨寒暑、饥渴疲劳都求之必应，一心赴救，深为群众崇敬。隋大业年间（公元 605 年—618 年），曾游学四川，并在该地炼丹，后隐于陕西，与沙门道宣律师交厚，写了不少道家炼丹方面的著作。唐太宗、高宗曾多次招他任国学博士、谏议大夫等职，均谢绝。惟于咸亨四年（公元673年）任承务郎直长尚药局，掌管合和御药及诊候方脉等事务，上元元年（公元674年）即因病辞归。当时名士宋令文、孟诜、卢照邻皆视他为师。

思想：孙思邈是古今医德医术堪称一流的名医，尤其强调医德修养，他在《千金方》中，也把《大医精诚》的医德规范放在了极其重要的位置上重点讨论。他重视前人的宝贵经验，尊古而不泥古，将道教内修理论和医学、卫生学相结合，把养生学也作为医疗内容。

著作：孙思邈在数十年的临床实践中，深感古代医方的散乱浩繁和难以检索，因而博取群经、勤求古训，并结合自己的临床经验，编著成《千金要方》《千金翼方》，反映了唐初医学的发展水平。在伤寒学方面，他将《伤寒论》内容较完整地收集在《千金要方》中。

影响：鉴于孙思邈对医药的巨大贡献，后人尊他为"药王"。清代孙氏故乡的五台山被改名药王山，山上建庙塑像、树碑立传，以纪念他的丰功伟绩。

红星博士科普

孙思邈之《大医精诚》
不论中医、西医，医德是每一位医生的必修课。习西医者踏入医学殿堂的第一课一定是《希格拉底宣言》，而习中医者的第一课一定是孙思邈的《大医精诚》。《大医精诚》是古代中医典籍中论述医德的一篇极为重要的文章，一直

红星博士科普

为后世代代传颂。里面论述了有关医德的两个问题，第一是精，孙思邈认为医道是"至精至微之事"，要求医者要有精湛医术；第二是诚，以"见彼苦恼，若己有之""大慈恻隐之心"，立誓"普救含灵之苦"，不得"恃己所长，经略财物"，要求医者要有崇高品德。《大医精诚》从业务能力和道德品行两方面高度概括了中华医学精神，与"医者仁心""悬壶济世"相同，为历代中医人所尊崇。

5. 王执中

王执中（公元年 1140 年 – 1207 年），南宋针灸医药学家。字叔权，东嘉（今浙江温州瑞安）人。代表著《针灸资生经》。

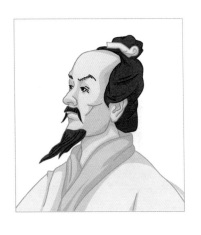

生平： 王执中少年体弱多病，故举业以外，兼攻医药，自小研读《针经》《针灸甲乙经》等古籍，对针灸产生了浓厚的兴趣。南宋乾道五年（公元 1169 年）中进士，任从政郎、将作丞、将作监等小京官。后来外调，历任澧州（湖南常州）、峡州（湖北宜昌）教授。一生身居要职，但为官清廉，公务之余致力于针灸学研究，广读古今典籍。在京城为官时，频频于当地医官院、医学堂学习。注重临床实践、针药结合，是针灸方剂临证创始人，其著作至今影响医学临床。

思想： 王执中反对封建迷信，敢于提出异议。思想革新，不墨守古方古药，以临床疗效为依据，对当时社会上重方药轻针灸的现象提出批评，提出"若针而不灸，灸而不针，非良医也；针灸而不药，药而不针灸，亦非良医也"，即针药并用的思想，并尤重灸法。王执中认为保健灸应当以保养元气为主，所以建议重灸气海、关元、神阙等穴位，认为治病应以调理脾胃为本，重视调理后天脾胃。

著作： 王执中临证经验丰富，对于腧穴及灸法论述颇多。他重新订正针灸典籍的错误，注重针药结合，编撰《针灸资生经》七卷，书中博采群书，图文并茂，详细记载了穴位、灸法、方药，是我国针灸学的重要文献，对宋代针灸学的发展做出了重要贡献。王执中重视民间医药经验，经常走访收集一方一药，只要试之有效，他也兼收并采，一一记录，并结集一部《既效方》。

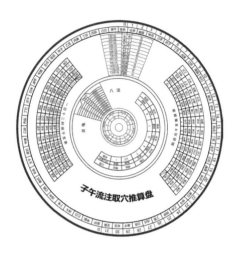

子午流注取穴推算盘

何若愚（生卒年月不详），金代中世人。人称"南唐何公"。

生平: 不详。

思想: 何氏吸收了《内经》《难经》中关于"天人相应""气血流注"学说，将其与人体气血盛衰与阴阳五行、五脏六腑、五输穴结合起来，发展成为一种按时取穴的子午流注针法，开创了时间针灸学之先河。还提出了根据经脉长度确定针刺时间，根据经脉气血、虚实肥瘦、男女四时确定针刺深浅的思想。提出"针入贵速，既入徐进；针出贵缓，急则多伤"的无痛进针思想。

著作: 著《流注指微针赋》《流注指微论》二书，其中《流注指微针赋》是对《流注指微论》的进一步完善。《流注指微论》现已散佚，《流注指微针赋》因收录在《子午流注针经》而得以保存。该书记述了何氏创立的一种按时选穴方法——子午流注纳甲法，其开穴规律是经生经，穴生穴，按五行相生（养子）的次序逐个推算。此选穴法对后世影响很大，至今临床上还有不少学者致力于子午流注法研究和实践。

影响： 何氏所创立的子午流注纳甲法理论独树一帜，极大地丰富了针灸治疗学的内容，其所撰的《流注指微针赋》堪称将针灸内容编撰成歌诀之先驱，其对针灸学的发展做出了较大的贡献，给后世针灸医学留下了深刻的影响，以致后来逐渐形成了子午流注针灸学派。

7. 窦汉卿

窦汉卿（公元 1196 年—1280 年），名默，初名杰，字子声。金末元初著名针灸学家、理学家、教育家、思想家，广平肥乡县（今属河北省邯郸市肥县城关镇）人。

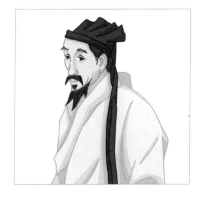

生平： 自幼喜读书，碰上元兵伐金，同时被俘三十人，皆被杀，只有他一人逃归，后渡黄河南逃至外祖父吴氏家。结识医者王翁，并跟着他学医行医。后旅居汝南（蔡州），遇到名医李浩，习得铜人针法。为避元兵，逃往德安（今湖北安陆）。元兵攻陷德安以后，他北上来到河北大名（今河北省等地），跟着与姚枢、许衡研习理学。后返至肥乡，教授经术，同时行医自给，声明渐起。元世祖忽必烈登基前闻其贤名，遣使召他，他改名躲避，使者追踪，不得已从命。忽必烈请教治国之道，他力陈坚持纲常，强调"帝王之道，在诚意正心"。忽必烈敬待加礼，后请归。公元1280年任昭文馆大学士、太师。故又有"窦太师"之称。84岁去世。除了在政治上有所建树之外，窦汉卿对于针灸的功绩也是彪炳千古的，其对于针灸理论的各个领域都做出了突出贡献。

思想： 提倡用交经八穴，即八脉交会穴，又称"窦氏八穴"。窦氏在前人经验的基础上，总结出八穴主治213证。《标幽赋》对八穴功效进行了高度概括："阳跷、阳维并督带，主肩背腰腿在表之病；阴跷、阴维任冲脉，去心腹胁肋在里之疑。"根据八穴与八脉的关系，将八穴分属阴阳，分主表里，分治经络与脏腑，可谓提纲挈领，故为后世所尊崇。强调双手配合，"左手重而多按，欲令气散，右手轻而徐入，不痛之因"。窦氏十分重视针刺得气，并对"得气"作了非常形象地描述："轻滑慢而未来，沉涩紧而已至""气之至也，若鱼吞钩饵之浮沉；气未至也，似闭处幽堂之深邃"。

著作： 著作有《标幽赋》和《流注指要赋》。《标幽赋》自元明以来一直排列于诸多针灸歌赋之首，采用歌赋的形式把幽冥隐晦、深奥难懂的针灸理论表达出来，文字精炼，不但便于临床运用，而且利于学习记诵，对后世医家影响很大。如"一日取六十六穴之法，方见幽微，一时取一十二经之原始知要妙"，为子午流注针法的广泛传播，做了很好的宣传。

影响： 窦汉卿主张按时取穴，提出以八脉八穴为主，适当配穴的治法，为后世形成的灵龟八法奠定了基础。主张由博返约，用穴精当。其针刺学术思想打破了金元之前针灸著作重灸而轻针、重治疗而轻理论的倾向，对后世医家影响颇大，如明代徐凤《金针赋》之针法，以及高武、杨继洲等人的针法就是在窦氏针法基础上发展起来的，至今对针灸临床实践技能仍有一定的指导意义。

8. 滑伯仁

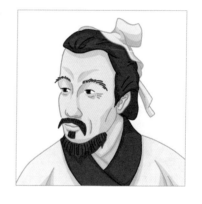

滑伯仁（公元 1304 年—1386 年），名寿，晚号撄宁生。元代大医学家，祖籍许州襄城（今河南襄城县），后迁居仪真（今江苏仪征县），又迁余姚（今浙江余姚县）。

生平：自幼聪明好学，好诗文，通晓经史诸家。跟随京口（今江苏镇江）名医王居中学医。研读《素问》《难经》，颇有心得，继之精心研究张仲景、刘守真、李东垣诸家之说，融会贯通，颇具造诣。后随东平（今山东东平县）高洞阳学习针法，尽得其术。明洪武间卒，时年70 有余。

思想：滑伯仁医德高尚，"无问贫富皆往治，报不报弗较也"。不论贫富，平等对待，始终将生命放在首位。行道家之道，追求清静无为，不求名利。提出任督二脉与十二经并称十四经学说，这一理论沿用至今。

著作:《十四经发挥》为其代表作。滑寿取《素问》《灵枢》中经穴专论,将督、任二经与十二经并论,著成《十四经发挥》三卷。滑氏在针灸之道、经络之学衰落之时,力挽狂澜,使针灸又重盛于元代。《十四经发挥》流传到了日本之后,日本的针灸医学也开始盛兴起来。此外,他还撰有《诊家枢要》《读素问钞》《难经本义》《麻疹全书》《读伤寒论钞》《医韵》等书。

　　影响:滑伯仁不仅精通医理,而且具有文人风骨,是临床实践家,加之他的医德高尚,在江浙一带深受爱戴,后世评论亦多有褒无贬。

9. 徐凤

红星博士科普

"灵龟八法"之源流

灵龟八法主要是根据古代九宫八卦,然后配合奇经八脉的八脉交会穴,按照日、时取穴行针的一种治病方法。传说伏羲氏时期,有龙马从黄河中背负出现"河图"而出,另有神龟从洛水背负"洛书"出现,伏羲氏据此形成八卦,这就是《周易》九宫八卦的来源。

灵龟八法首创于何人,目前尚无确切资料。李梴《医学入门》说到:八法是"窦文真公之妙悟"。窦文真公所指窦汉卿,然而,本法虽为窦氏所记载,但并非他的原创,窦氏提倡的"流注八穴"

红星博士科普

并不是"灵龟八法"。最先称谓"灵龟八法"首见于徐凤《针灸大全》，故有观点认为是徐氏所作。在按时推算取穴上，徐凤提出了"八法逐日干支歌"和"八法临时干支歌"，一直被后世遵循沿用至今。

徐凤（14世纪下半叶至15世纪上半叶），字延瑞，号泉石，明江右弋阳（今江西省弋阳县石塘）人，明代著名针灸医家。

生平： 15岁时开始潜心研究岐黄之术，专攻针灸，自明建文二年（公元1400年）开始向倪孟仲、彭九思学习针灸术，其后又遍访名医，精研窦汉卿著述，秉承窦派学术思想，得窦汉卿真传，晚年结合自己近四十年的临床经验，编撰成《针灸大全》一书。卒年不详。

思想： 推崇窦氏思想和针法，是其主要针灸学术思想。强调针灸两法并重，重视针刺手法，无私地将师传用针之法公布于众，《金针赋》因此成为针灸经典名篇。重创新，进一步发挥和完善了子午流注理论，创立了灵龟八法以及新的飞腾针法。

著作：《针灸大全》又名《针灸捷要》。该书汇集了明之前医家的针灸名篇，主要是对前人有关针灸理论与临床的论述进行编辑，同时也参合了徐凤本人对针灸学的论述。书中内容既丰富又简要，切合临床实用，收集了大量针灸歌赋，便于学习和记诵，对后世的针灸传承和经验传播具有重要意义。

影响： 徐凤是明初继承和发展针灸学的代表人物，著作内容较多地采用歌赋形式，为针灸学的发展做出了巨大的贡献。

10. 汪机

红星博士科普

新安医学

科普内容：新安医学作为明清时非常繁盛的一支流派，不仅诊疗技术达到当时最高水平，在中医史上也创下很多第一。比如运用人痘熟苗接种术，是世界上首创的用人工免疫法来预防天花；清雍正年间的郑梅涧是世界上治愈白喉的第一人，比德国早了整整一个世纪。新安医学从宋元至今800多年的历史中，涌现过800多位医家，编撰了800多部著作，堪称中医药学派里的首富。汪机为新安医学流派的奠基人物，名列明朝四大名医之一。

汪机（公元1463年—1539年），新安医学奠基人，字省之，别号石山居士，人称汪石山。安徽省祁门县城内朴墅人。

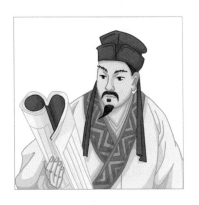

生平：世代行医，祖父汪轮、父亲汪渭均为名医。汪机少时勤攻经史，熟读四书五经，

后因母长期患病，其父多方医治没有效果，遂抛弃科举功名之心，随父学医，至 50 岁，成为当地名医。他不仅治愈了母亲头痛呕吐的疾病，且"行医数十年，活人数万计"。《明史李时珍传》说："吴县张颐、祁门汪机、杞县李可大、常熟缪希雍，皆精医术"，为当时名冠全国的四位医学大师。

思想：汪机继承了李东桓"补土"和朱震亨"阴常不足，阳常有余"的思想，并有所发扬，认为补益脾胃和滋养肾水应协同并进。主张辨证论治，四诊合参，在治疗疾病上重视汤液的运用。强调"外科必本于内，知乎内，以求乎外"，主张外科病治疗要调补元气为先。注重医德，"竭力治之，至忘寝食"。强调不可轻视人之生死。重视培养青年人成长，陈桷是石山高徒，石山毫无保留地传授知识与技能。陈桷帮助石山整理刊刻书籍，特别是《石山医案》的流传，与陈桷的贡献密不可分。汪机提出"调补气血，固本培元"的医学思想，开创了新安医学的"培元派"先河。

著作：汪机不仅注重临床实践，更勤于著书立说。如《伤寒选录》历经数十年才完成，《医学原理》八年而成，其中影响较大者为《石山医案》，全书 3 卷，"营卫论"篇中提出了固定培元学说，奠定了新安医学流派的理论基础。他有感于当时针灸书籍晦涩难懂，各大针灸流派皆有不同的理论，遂在金、元各家针灸理论的基础上，汇集滋阴派和补土派的优点，结合中医基础理论方面独到的见解，以问答形式撰述针灸基础知识和具体操作方法，此后《针灸问对》成为学习针灸必不可少的书籍之一。此外还有《运气易览》《续素问钞》《脉决刊误集》《外科理例》《痘治理辩》《本草会编》《医读》《推求师意》《内经补注》等著作。

影响：汪石山40余年的医疗实践和中医文献的整理研究工作，给后人留下了宝贵的文化遗产，他对于中医理论独到的见解，奠定了汪机一代名医和新安医学奠基人的位置。

11. 高武

红星博士科普

嘉靖铜人

科普内容：公元1546年（清嘉靖年间），针灸学家考高武虑到针灸穴位在成人男女以及儿童身上的位置有所不同，设计铸造男、女、儿童形状的针灸铜人各一具。与宋天圣铜人、正统铜人不同，高武铜人现仅存男童形状，高89cm，藏于故宫博物院。

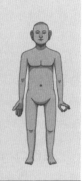

高武（15—16世纪），号梅孤。明代著名针灸学家。四明（金浙江宁波鄞州区）人。

生平：青年时好读书，《鄞县志》记载"负奇好读书，凡天文律吕，兵法骑射，无不闲习"。嘉靖年间考中武举，晚年开始研习中医，尤长于针灸。

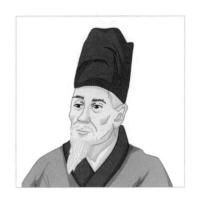

思想：重视"东垣针法"，主张针、灸、药并用。注重《内经》、《难经》要旨，对针灸理论、针灸手法进行了深入研究，提倡理论指导实践。治学严谨，重视实践，以临床实践为判断理论之标准，对某些与实践不尽相符之论述，不轻易苟同。他创立了"定时用穴法"、"十二经是动所生病补泻迎随"说，创建了子午流注的"纳子法"。

著作：撰有《针灸聚英》，又名《针灸聚英发挥》。全书共4卷。卷一为脏腑、经络腧穴。大抵依照滑寿《十四经发挥》为次序，并附有经脉穴图。卷二为各种针灸方法、东垣针法、某些穴位主治、子午流注以及各种病证之取穴法。卷三为针灸法之论述，包括针具艾炷、针刺手法、灸疮、晕针折针之处理等。卷四为十四经穴针灸歌赋。高武认为"世俗喜歌赋，其便于记诵"，因此从各种医籍中转引了针灸歌赋60余首编辑成一卷，其中"玉龙赋"是总辑宋代"玉龙歌"之要旨而成。该卷之末尚有"杂病歌"，用歌赋记述各科20余种常见病证之症状与治疗。另有著作《针灸素难要旨》，又名《针灸节要》。

影响：《针灸聚英》汇集明代以前各种针灸著作中的相关内容而成，是对十六世纪以前针灸学的一次重要总结。其中的针灸歌赋朗朗上口，循循善诱，指引着后世针灸初学者走入针灸临床的大门。此外，书中亦间有作者个人的学术见解，对后世针灸学的发展有着十分重要的影响。

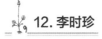 **12. 李时珍**

李时珍（公元1518年—1593年），字东璧，号濒湖山人，

蕲州（今湖北蕲春县）人，明代著名医药学家。

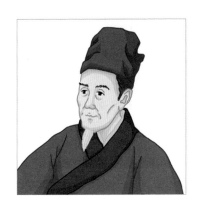

生平： 世代业医，祖父是草药医生，父亲李言闻是当地名医，曾任太医院吏目。当时民间医生地位低下，父亲决定让李时珍读书应考，以便一朝功成，出人头地。李时珍自小体弱多病，然而性格刚直纯真，对那些空洞乏味的八股文，怎么也学不进去。自十四岁中了秀才之后，曾三次赴武昌应试，均梦碎科举，故决心继承家学。经过刻苦学习和实践，在 30 岁时已经成为当地名医。李时珍 33 岁时治好了富顺王朱厚焜儿子的病和其他不少疑难杂症而医名大显，被武昌的楚王召去任王府"奉祠正"，兼管良医所事务。38 岁年后又被推荐为"太医院判"，三年后，又被推荐上京任太医院判，但他淡泊名利，只任职 1 年便辞职回乡。辞官返乡后坐堂行医，致力于对药物的考察研究，在此期间以自己的字"东璧"为堂号，创立了东璧堂。去世后明朝廷敕封为"文林郎"、四川蓬溪县知县。

思想： 李时珍临证，推崇张元素，重辨病证，立法严谨，用药得当。治疗时，或化裁古方，或自组新方，或用民间单验方，多有良效。李时珍的学术思想和研究方法很有特色，他在新的历史条件下，以自己的实践经验为基础，改善了古代科学方法，积累了科学研究的新经验。李时珍成功地运用了观察和实验、比较和分类、分析和综合、批判继承和历史考证方法。

著作： 代表著有《本草纲目》《濒湖脉学》《奇经八脉考》等。

《本草纲目》前后历时 27 年，规模庞大，乃父乃子及弟子庞鹿门均参与编写，次子建元为书绘图，可谓以李时珍为主的一本集体著作。该书打破了自《神农本草经》以来，沿袭了一千多年的上、中、下三品分类法，把药物分为水、火、土、金石、草、谷、菜、果、木、器服、虫、鳞、介、禽、兽、人共 16 部。全书收纳诸家本草所收药物 1518 种，在前人基础上增收药物 374 种，合 1892 种，其中植物 1195 种，辑录古代药学家和民间单方 11096 则。书前附药物形态图 1100 余幅。这部著作吸收了历代本草著作的精华，尽可能的纠正了以前的错误，补充了不足，并有很多重要发现和突破，是到 16 世纪为止中国最系统、最完整、最科学的一部医药学著作。《濒湖脉学》语言简明，把临床复杂脉象总结归纳成 27 种脉象，而且还以韵文歌括形式撰述，便于诵记，流传深广，对中医基础理论研究和临床实践具有重大的指导意义，为中医典范之作。《奇经八脉考》则遵经典之旨，对八脉的循行路线及腧穴，均作了详尽考证及补充，并提出个人见解。其对奇经理论之阐发，为临床从奇经论治提供了依据，尤以冲、任、督、带等脉主证与妇科临床密切相关。

影响：《本草纲目》不仅为中国药物学的发展作出了重大贡献，而且对世界医药学、植物学、动物学、矿物学、化学的发展也产生了深远的影响。先后被译成日、法、德、英、拉丁、俄、朝鲜等 10 余种文字在国外出版。书中首创了按药物自然属性逐级分类的纲目体系，这种分类方法是现代生物分类学的重要方法之一，比现代植物分类学创始人林奈的《自然系统》早了一个半世纪。李时珍治学严谨，其医德医风更是为世人传颂，被后世尊为"药圣"，与"医圣"万密斋齐名，古有"万密斋的方，李时珍的药"之说。

13. 杨继洲

杨继洲（约公元年 1522年—1620年），名济时，字继洲，以字行，明代著名针灸学家，梁家园杨氏第十三世裔孙。浙江三衢（今衢州市衢江区廿里镇六都杨村）人。

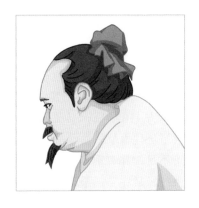

生平：家族世代为医，家中珍藏各种古医家抄本。父亲希望他走科举取士，故早年业儒，但多次科考受挫，于是秉承家学，弃儒从医，从家传的医书中有了深刻领悟。医术日益精湛，尤精通针灸。历任嘉靖、隆庆、万历三朝御医，行医 46 年，治愈百姓无数。卒于明光宗泰昌元年（公元 1620 年）。

思想：杨继洲医德高尚，医疗作风严谨认真，善于溯源穷流，集针灸诸家之大成，师古而不泥古，善于变通和思考，总结和创新针灸手法，建立了比较规范和实用的针刺手法体系，倡导针灸药物并重。

著作：著有《针灸大成》10 卷，20 余万字。本书是在家传著作《卫生针灸玄机秘要》的基础上，引《素问》《灵枢》《难经》等医学经典，同时结合自身临证经验，撰写而成。该书是继《针灸甲乙经》后对针灸学的又一次重要总结，也是明代针灸文献的集大成者。其问世标志着中国古代针灸学已经发展到了相当成熟的地步。本书至刊行以来，至今已有五十种左右的版本，并有日、法、德等多种译本，传播到 140 多个国家和地区。

影响： 杨继洲总结前人的理论思想，加以创新，使针灸的发展趋于成熟，后世尊称为"针圣"。"杨继洲针灸"列为国家级非物质文化遗产传统医药类针灸项目，廿里镇的杨继洲公园及杨继洲雕像，以纪念他对针灸及中医药事业的丰功伟绩。杨继洲与李时珍同处一个时代，故后世有"药有李时珍，针有杨继洲"之说。

14. 李学川

李学川， 清代针灸名医。字三源，号邓尉山人，江苏吴县人。

生平： 不详。

思想： 强调针药并重，才能达到"左右逢源，会归一致"。针灸施治注重辨证取穴，以达到"因证以考穴，按穴以施治"。并记载了一些经验穴，如疣痣"又灸手中指节宛宛中，疣痣皆效"，治牙痛"于耳前鬓发尖内有动脉处，随病左右用小艾炷灸五七壮"，对于后世具有较大的临床指导意义。李学川还重用灸法，通过观察灸治过程中的反应来判断疾病转归，这些经验对于临床也具有很大的参考价值。

著作： 公元 1817 年撰写《针灸逢源》一书。是继《医宗金鉴·刺灸心法要诀》之后又一部内容较为完备，而又具有一定特色的综合性针灸专著。该书总结了清朝以前几千年的针灸理论和实践，并结合李学川为医数十年的临床经验，代表了当时最高的针灸水平，为后世研究和学习针灸提供了宝贵的资源。

影响：李学川在《针灸大成》的基础上增加了中枢、急脉两穴，完整地列出361经穴，所确定的腧穴归经规范一直为后世医家所遵循，穴位的定位标准亦沿用至今，并是中华人民共和国国家标准《经穴部位》的主要参考。